Infermiera

di

Dermatologia

La Guida Completa

SILVIA REALI

Indice dei contenuti

« *Dermatologia: specialità medica dedicata alla prevenzione, alla diagnosi e al trattamento delle malattie della pelle, dei capelli, delle unghie e delle membrane mucose.* »

Capitolo 1

INTRODUZIONE ALLA DERMATOLOGIA

Definizione e importanza
dermatologia

La dermatologia, al crocevia tra arte e scienza, è la branca medica specializzata nella salute e nelle malattie della pelle, dei capelli, delle unghie e delle membrane mucose. Ma ridurre la dermatologia a una semplice osservazione della superficie sarebbe sottovalutarla. La pelle, infatti, organo affascinante, è lo specchio del nostro corpo e spesso riflette i segni di disturbi interni o sistemici. Dall'acne adolescenziale ai segni cutanei del lupus, la dermatologia comprende uno spettro sorprendentemente ampio di condizioni e patologie.

Tuttavia, l'importanza della dermatologia va ben oltre la sua definizione tecnica. In una società in cui l'aspetto e l'autostima sono intrinsecamente legati, una pelle sana ha profonde implicazioni per la fiducia e il benessere psicologico di un individuo. Chi non ha mai provato quel piccolo calo di morale di fronte a un'eruzione cutanea inaspettata o a un segno indesiderato? È qui che entra in gioco la dermatologia, non solo come scienza curativa, ma anche come scienza preventiva, che permette a tutti di sentirsi bene con se stessi, letteralmente e figurativamente.

Inoltre, poiché la tecnologia medica continua a evolversi rapidamente, la dermatologia si adatta e innova costantemente. È all'avanguardia nelle scoperte, sia per quanto riguarda i trattamenti laser, le terapie geniche o le procedure cosmetiche. Ma il cuore di questa specialità rimane un obiettivo fondamentale: comprendere e trattare l'individuo nel suo insieme, tenendo conto della complessa interazione tra pelle, mente e corpo.

È una disciplina che richiede una sensibilità speciale da parte dei suoi operatori, perché ogni segno e ogni cicatrice hanno una storia da raccontare. E ogni paziente arriva con la speranza di trovare risposte, soluzioni e, a volte, una trasformazione. La dermatologia non riguarda solo la pelle; va all'essenza stessa di chi siamo, di come interagiamo con il mondo e di come il mondo ci vede.

Breve storia della dermatologia

La storia della dermatologia, come quella della medicina in generale, è lunga e complessa, segnata da scoperte, errori, progressi e innovazioni. L'interesse per la pelle e i suoi disturbi risale all'antichità, con riferimenti medici in antichi testi egizi, greci, romani, cinesi e indiani.

Nell'antico Egitto, la pelle era già al centro dell'attenzione e furono sviluppati unguenti e pomate per trattare una serie di condizioni cutanee. Ippocrate, il padre della medicina moderna, elencava condizioni come l'orticaria, la scabbia e altre malattie della pelle.

Tuttavia, è stato durante il Medioevo in Europa che le basi della dermatologia moderna hanno iniziato a prendere forma. Le malattie della pelle, spesso associate alla superstizione e alle credenze religiose, venivano trattate da barbieri-chirurghi piuttosto che da medici. La lebbra, in particolare, ebbe un profondo impatto sulla percezione e sul trattamento dei disturbi della pelle.

La vera svolta per la dermatologia avvenne nel XIX secolo. Con l'avvento del metodo scientifico e di strumenti diagnostici migliori, il campo ha vissuto un'esplosione di conoscenze. In Francia, Jean-Louis Alibert e Ferdinand Rayer furono i pionieri, gettando le basi della dermatologia clinica. Furono seguiti da altri in tutta Europa, che classificarono e documentarono sistematicamente varie malattie della pelle.

Il XX secolo ha visto l'avvento delle prime terapie efficaci per molte patologie cutanee, con la scoperta degli antibiotici, l'avvento della chirurgia dermatologica e lo sviluppo dei primi trattamenti laser. La seconda metà del secolo è stata caratterizzata da un progresso senza precedenti nella comprensione dei meccanismi molecolari e genetici alla base delle malattie della pelle.

Oggi la dermatologia si trova alla confluenza della scienza tradizionale e dell'innovazione tecnologica. Con i progressi della biologia molecolare, della genomica e della tecnologia laser, la dermatologia è più attrezzata che mai per soddisfare le esigenze dei pazienti, offrendo soluzioni per condizioni un tempo considerate incurabili. In questo modo, questa breve storia è una testimonianza della resilienza e della continua evoluzione di un campo incentrato sulla salute, sul benessere e, inevitabilmente, sulla nostra identità umana.

Ruolo e importanza dell'infermiera di dermatologia

L'infermiere di dermatologia è molto più di un semplice assistente del dermatologo. Svolge un ruolo centrale nella cura del paziente, combinando competenze tecniche e qualità umane.

Innanzitutto, l'infermiere di dermatologia è spesso il primo punto di contatto con il paziente. Prende l'anamnesi del paziente, valuta la gravità dei sintomi e guida il paziente verso il percorso di cura più appropriato. Attraverso questo primo contatto, svolge un ruolo essenziale nel rassicurare i pazienti, che spesso sono preoccupati o imbarazzati dai sintomi della pelle.

Gli infermieri eseguono anche una serie di procedure tecniche: preparazione e assistenza per interventi chirurgici minori, applicazione di medicazioni complesse, somministrazione di trattamenti topici o sistemici, e educazione terapeutica per insegnare ai pazienti come gestire la loro malattia giorno per giorno.

Ma oltre a queste competenze tecniche, l'infermiere di dermatologia svolge un ruolo fondamentale nell'assistenza psicologica dei pazienti. Le condizioni della pelle, che sono visibili e talvolta stigmatizzanti, possono avere un profondo impatto sull'autostima e sulla qualità della vita. L'infermiere è presente per ascoltare, consigliare e sostenere il paziente durante il processo di trattamento, spesso dimostrando empatia e pazienza.

Anche l'educazione dei pazienti è al centro della professione. Che si tratti dell'applicazione corretta di un trattamento, della protezione solare o dell'individuazione precoce dei segni di complicazioni, l'infermiere è un educatore sanitario, che fornisce ai pazienti le conoscenze necessarie per assumere il controllo della propria salute.

Con la rapida evoluzione della medicina e della tecnologia, anche l'infermiere di dermatologia si forma costantemente, mantenendosi al passo con gli ultimi progressi per offrire la migliore assistenza possibile.

L'infermiere di dermatologia è un pilastro centrale del team medico. Grazie alla sua stretta relazione con i pazienti, alle sue competenze tecniche e al suo ruolo di educatore, offre un contributo inestimabile al benessere dei pazienti e alla qualità delle cure dermatologiche. La sua presenza rassicurante e la sua esperienza sono essenziali per fornire un'assistenza completa e umana a ogni persona che incontra.

Capitolo 2

ANATOMIA E FISIOLOGIA DELLA PELLE

Struttura della pelle

La pelle, il più grande organo esterno del corpo umano, è molto più di un involucro protettivo. La sua struttura complessa le consente di svolgere un'ampia gamma di funzioni, tra cui la protezione dagli aggressori esterni, la regolazione termica e la sensazione. Per comprendere queste funzioni, è essenziale esaminare la sua struttura multistrato e le diverse cellule che la compongono.

1. L'epidermide: è lo strato superficiale della pelle, a diretto contatto con l'ambiente. È costituito principalmente da cheratinociti, cellule che producono cheratina, una proteina che conferisce alla pelle le sue proprietà protettive. L'epidermide è suddivisa in diversi strati, dallo strato basale, dove vengono prodotti costantemente nuovi cheratinociti, allo strato corneo, dove le cellule sono completamente cheratinizzate e alla fine vengono eliminate. Questo strato comprende anche i melanociti, responsabili della produzione di melanina (pigmento cutaneo), e le cellule di Langerhans, protagoniste della risposta immunitaria cutanea.

2. Il derma: situato appena sotto l'epidermide, il derma è uno strato spesso e denso, composto principalmente da fibre di collagene ed elastina, che conferiscono alla pelle forza ed elasticità. Contiene anche gli annessi cutanei, come le ghiandole sebacee, le ghiandole sudoripare e i follicoli piliferi. Il derma è ricco di vasi sanguigni, linfatici e nervi, che gli permettono di fornire alla pelle nutrimento, di evacuare i prodotti di scarto e di trasmettere le sensazioni.

3. L'ipoderma: è lo strato più profondo, composto principalmente da tessuto adiposo. L'ipoderma funge da isolante termico, da riserva di energia e svolge un ruolo di protezione dagli shock fisici. Inoltre, costituisce il collegamento tra la pelle e i tessuti sottostanti, come i muscoli e le ossa.

Oltre a questi tre strati principali, la pelle è ricca di recettori sensoriali, che le permettono di percepire una varietà di stimoli, come la temperatura, la pressione o il dolore. Questi recettori, combinati con una fitta rete nervosa, rendono la pelle un organo sensoriale a sé stante, in costante interazione con l'ambiente.

La struttura della pelle riflette la sua complessità e adattabilità. Questo organo, sia barriera che interfaccia, svolge un ruolo cruciale nella protezione, nella regolazione e nella percezione, adattandosi costantemente alle esigenze e alle aggressioni della vita quotidiana.

Funzioni e ruoli della pelle

La pelle, spesso descritta come l'involucro del corpo, svolge una moltitudine di funzioni vitali che vanno ben oltre il suo semplice aspetto esteriore. È un riflesso della nostra salute e del nostro benessere e svolge un ruolo chiave in una serie di processi fisiologici. Per apprezzare appieno la sua importanza, esploriamo le funzioni e i ruoli principali di questo organo straordinario.

1. Protezione:
   Barriera fisica: lo strato corneo dell'epidermide, costituito da cellule cheratinizzate, fornisce una prima linea di difesa contro le aggressioni meccaniche, chimiche e microbiche.
   Barriera immunitaria: le cellule di Langerhans nell'epidermide sono sentinelle immunitarie che rilevano e reagiscono agli agenti patogeni.
   Protezione UV: producendo melanina, i melanociti proteggono la pelle dagli effetti nocivi dei raggi ultravioletti.

2. Controllo termico :

Sudore: le ghiandole sudoripare producono sudore, che evapora per raffreddare la superficie della pelle e aiutare a regolare la temperatura corporea.

Vasodilatazione e vasocostrizione: i vasi sanguigni della pelle possono dilatarsi o contrarsi per rilasciare o trattenere il calore.

3. Sensazione :

Grazie a una fitta rete di recettori nervosi, la pelle è sensibile a vari stimoli come la temperatura, la pressione, il dolore e il tatto. Questa percezione sensoriale ci collega al nostro ambiente e contribuisce alla nostra esperienza del mondo.

4. Sintesi e secrezione :

Vitamina D: sotto l'effetto dei raggi UVB, la pelle sintetizza la vitamina D, essenziale per la salute delle ossa.

Sebo: le ghiandole sebacee producono il sebo, una sostanza oleosa che lubrifica e impermeabilizza la pelle.

5. Assorbimento :

La pelle può assorbire alcuni farmaci, sostanze chimiche e sostanze, da qui l'importanza di una corretta cura della pelle e la popolarità dei cerotti medicati.

6. Riserve energetiche :

L'ipoderma, costituito da tessuto adiposo, funge da riserva energetica per l'organismo. Questo strato immagazzina i lipidi, fornendo una fonte di energia quando è necessario.

7. Estetica e comunicazione:

La pelle riflette il nostro stato di salute generale, le nostre emozioni (come il rossore) e contribuisce alla nostra identità visiva. Svolge un ruolo nell'interazione sociale e nella percezione di sé.

La pelle è un organo versatile e dinamico che svolge un ruolo essenziale in molte funzioni vitali. La sua capacità di interagire con l'ambiente, di proteggere il corpo e di partecipare a varie funzioni fisiologiche testimonia la sua importanza per il nostro benessere generale.

Malattie della pelle comuni

In quanto interfaccia tra il nostro corpo e l'ambiente, la pelle è soggetta a una miriade di disturbi. Questi disturbi possono derivare da fattori genetici, ambientali, infettivi o immunitari, oppure da reazioni allergiche. Ecco una panoramica di alcune delle malattie della pelle più comuni:

1. Acne :
Caratterizzata da eruzioni di brufoli, punti neri e cisti, l'acne è spesso dovuta a una sovrapproduzione di sebo associata a un'ostruzione dei follicoli pilosebacei.

2. Eczema (o dermatite atopica):
Si tratta di una condizione infiammatoria cronica della pelle che provoca prurito, arrossamento e desquamazione. Può essere dovuta a fattori genetici, allergici o ambientali.

3. Psoriasi :
Si tratta di una malattia infiammatoria cronica della pelle, caratterizzata da chiazze rosse ricoperte da squame biancastre. Può essere associata a fattori genetici o immunitari.

4. Orticaria:
Caratterizzata da chiazze rosse e pruriginose, l'orticaria può essere scatenata da molti fattori, tra cui allergeni, infezioni, farmaci o stress.

5. Micosi cutanee:
Causate da funghi, queste infezioni possono colpire diverse parti del corpo, compresi i piedi (piede d'atleta), le unghie o il corpo in generale. Si presentano come chiazze rosse e squamose e possono essere accompagnate da prurito.

6. Vitiligine :
Questa condizione autoimmune si manifesta con la

scomparsa della pigmentazione in alcune aree della pelle, con la formazione di chiazze bianche incolori.

7. Herpes :

Causata dal virus herpes simplex, questa infezione si manifesta con la comparsa di vesciche dolorose, di solito intorno alla bocca o ai genitali.

8. Herpes zoster :

Si tratta di una riattivazione del virus varicella-zoster, solitamente associata a eruzioni cutanee dolorose e vesciche lungo un nervo.

9. Rosacea :

È caratterizzata da arrossamento, piccoli vasi visibili, pustole e papule, generalmente sul viso.

10. Verruche :

Causate dal papillomavirus umano (HPV), queste piccole escrescenze possono comparire su qualsiasi parte del corpo.

11. Melanoma :

Si tratta della forma più aggressiva di cancro della pelle, spesso associata ad un'eccessiva esposizione al sole o ad una storia familiare.

È essenziale notare che in caso di anomalie cutanee o di sintomi persistenti, è consigliabile consultare un dermatologo. La diagnosi precoce e il trattamento appropriato sono fondamentali per molte di queste condizioni.

Capitolo 3

IL RUOLO DELL'INFERMIERE IN DERMATOLOGIA

Compiti e responsabilità quotidiane

Gli infermieri di dermatologia svolgono un ruolo cruciale nella cura dei pazienti affetti da malattie della pelle. Oltre ai compiti infermieristici generali, hanno responsabilità specifiche legate a questa specialità. Ecco una panoramica dettagliata dei loro compiti e delle loro responsabilità quotidiane:

1. Valutazione clinica :
    - Eseguire un esame iniziale della pelle del paziente, annotando le aree interessate e il tipo e l'estensione delle lesioni.
    - Monitoraggio regolare per valutare il progresso della malattia e l'efficacia del trattamento.
2. Somministrazione del trattamento:
    - Applichi creme, lozioni o farmaci topici.
    - Assistere il dermatologo con procedure come biopsie, crioterapia o fototerapia.
    - Somministrare i farmaci per via orale, endovenosa o sottocutanea, come prescritto.
3. Educazione del paziente:
    - Insegnare ai pazienti le buone pratiche di igiene della pelle.
    - Spiega i trattamenti, i loro potenziali effetti collaterali e come gestirli.
    - Consigli sulla prevenzione, in particolare sulla protezione solare.

4. Supporto psicologico :
    - Offrire un sostegno emotivo, poiché alcune patologie cutanee possono influire sulla fiducia e sull'autostima.
    - Si rivolga, se necessario, a risorse specializzate, come gruppi di sostegno o psicologi.

5. Coordinamento delle cure:
    Lavorare a stretto contatto con il dermatologo, ma anche con altri professionisti della salute (allergologi, nutrizionisti, chirurghi plastici, ecc.).
    Organizzare e programmare appuntamenti per esami complementari o procedure chirurgiche.
6. Conservazione delle cartelle cliniche:
    Documentare accuratamente tutte le cure fornite, le osservazioni e i cambiamenti nelle condizioni della pelle del paziente.
    Aggiornare le cartelle cliniche dopo ogni consultazione o trattamento.
7. Mantenere le competenze professionali:
    Partecipa regolarmente a corsi di formazione e seminari per tenersi aggiornato sugli ultimi progressi della dermatologia.
    Lavorare con i colleghi per condividere conoscenze ed esperienze.
8. Gestione delle attrezzature e dell'igiene:
    Assicurare la pulizia e la sterilizzazione degli strumenti e delle attrezzature utilizzate.
    Si assicuri che le scorte mediche siano ben fornite.

Gli infermieri di dermatologia svolgono un ruolo essenziale nella cura dei pazienti che soffrono di disturbi della pelle. Combinano competenze cliniche, capacità di ascolto e di insegnamento per fornire un'assistenza olistica e personalizzata.

Collaborazione interprofessionale: lavorare con dermatologi, chirurghi e altri specialisti.

La medicina moderna, in particolare in un campo così vasto e interconnesso come la dermatologia, si basa su una stretta collaborazione tra diversi professionisti della salute. Gli infermieri di dermatologia non lavorano in silos, ma come parte di un team multidisciplinare. Vediamo come funziona questa collaborazione e perché è essenziale per una cura ottimale del paziente.

1. Con i dermatologi :

  Comunicazione regolare: l'infermiere informa il dermatologo delle condizioni del paziente, delle sue preoccupazioni e delle reazioni al trattamento.

  Assistenza durante le procedure: durante le biopsie, la crioterapia o altri interventi, l'infermiere prepara l'attrezzatura, assiste il dermatologo e assicura il comfort del paziente.

  Rinvio: lavorando a stretto contatto con il paziente, l'infermiere può identificare le esigenze specifiche e suggerire un consulto approfondito con il dermatologo.

2. Con i chirurghi plastici e ricostruttivi:

  Trasferimento dei pazienti: In caso di lesioni che richiedono un intervento chirurgico (come il melanoma), l'infermiera coordina il trasferimento del paziente al chirurgo.

  Preparazione preoperatoria: l'infermiere prepara il paziente all'intervento, fornendo informazioni sulla procedura, sui rischi e sull'assistenza post-operatoria.

  Follow-up post-operatorio: dopo l'intervento, l'infermiera è spesso il primo punto di contatto per la cura delle ferite, la gestione del dolore e il monitoraggio di eventuali complicazioni.

3. Con altri specialisti:

  Allergologi: per i casi di eczema, orticaria o altre reazioni allergiche, l'infermiere può collaborare con l'allergologo per identificare gli allergeni e adattare i trattamenti.

  Nutrizionisti: Alcuni problemi della pelle possono essere collegati alla dieta. L'infermiere può indirizzare il paziente a un nutrizionista per ottenere consigli dietetici specifici.

Reumatologi: nel caso della psoriasi, esiste il rischio di sviluppare l'artrite psoriasica. La collaborazione tra l'infermiere, il dermatologo e il reumatologo è fondamentale per un'assistenza completa.

Psicologi: le malattie della pelle possono avere un forte impatto psicologico. L'infermiere può suggerire un consulto psicologico per aiutare il paziente a gestire lo stress, l'ansia o la depressione associati alla sua condizione cutanea.

4. Collaborazione con altri infermieri:

La formazione continua, lo scambio di esperienze e il coordinamento dell'assistenza tra infermieri specializzati sono essenziali per garantire un'assistenza coerente e di alta qualità.

La collaborazione interprofessionale consente un'assistenza olistica al paziente. Ogni professionista contribuisce con la propria esperienza, assicurando che tutti gli aspetti della salute del paziente siano presi in considerazione. Per l'infermiere di dermatologia, questa collaborazione è essenziale per garantire un'assistenza ottimale e personalizzata.

Gestione del paziente
e le relazioni umane

La gestione del paziente in dermatologia va ben oltre il semplice trattamento delle condizioni della pelle. Comporta una profonda comprensione delle esigenze emotive, psicologiche e sociali dei pazienti. Le relazioni umane sono al centro di questo processo. Vediamo come l'infermiere di dermatologia gestisce questi aspetti essenziali dell'assistenza.

1. Stabilire la fiducia:

    Ascolto attivo: l'infermiere deve prestare attenzione alle preoccupazioni del paziente, fare domande aperte e convalidare i sentimenti del paziente.

    Empatia: comprendere e condividere i sentimenti del paziente rafforza il legame terapeutico.

2. Educazione e comunicazione :

    Informazioni chiare: gli infermieri devono spiegare diagnosi, trattamenti e procedure in modo comprensibile, evitando un gergo medico troppo complesso.

    Incoraggiare il dialogo: i pazienti devono sentirsi a proprio agio nel fare domande, esprimere dubbi o chiedere chiarimenti.

3. Gestire l'ansia e lo stress:

    Supporto emotivo: le condizioni della pelle possono influire sull'autostima. L'infermiere deve offrire un supporto emotivo, rassicurare il paziente e, se necessario, consigliare un aiuto psicologico.

    Tecniche di rilassamento: in alcuni casi, gli infermieri possono insegnare tecniche di respirazione o di rilassamento per aiutare a gestire l'ansia legata alle procedure o ai trattamenti.

4. Riservatezza :

    Rispetto della privacy: gli infermieri devono sempre garantire la riservatezza delle informazioni mediche e personali dei pazienti.

    Colloquio individuale: offrire uno spazio privato per discutere di problemi sensibili o intimi.

5. Sensibilità culturale :

    Comprendere le differenze: le credenze, i valori e le pratiche culturali possono influenzare il modo in cui le persone percepiscono e gestiscono la loro malattia. Gli infermieri devono essere consapevoli e rispettare queste differenze.

Interpreti e risorse: se necessario, utilizzi interpreti o altre risorse per garantire una comunicazione chiara ed efficace.

6. Lavorare con la famiglia e gli amici:

Integrazione nel processo di cura: il coinvolgimento della famiglia può aumentare il sostegno emotivo e aiutare a gestire i trattamenti a casa.

Educazione: insegnare a familiari e amici le cure di base, il riconoscimento dei sintomi e quando cercare aiuto.

7. Gestione delle aspettative:

Onestà: informare i pazienti su ciò che possono ragionevolmente aspettarsi dal trattamento, evitando di suscitare false speranze.

Feedback regolare: mantenere i pazienti informati sui cambiamenti delle loro condizioni e adeguare le aspettative di conseguenza.

La gestione dei pazienti in dermatologia richiede un approccio incentrato sul paziente, in cui le competenze cliniche sono combinate con una genuina umanità. L'infermiere, grazie alla sua vicinanza e al contatto regolare con il paziente, svolge un ruolo centrale nella creazione di questo rapporto di fiducia e di rispetto reciproco.

Capitolo 4

TECNICHE
E
PROCEDURE
STANDARD

Campioni di pelle : biopsie e colture

I campioni di pelle, come le biopsie e le colture, sono procedure comuni in dermatologia per aiutare la diagnosi e il trattamento delle condizioni della pelle. Sono essenziali per comprendere la natura esatta della lesione o dell'infezione e per orientare la gestione. Gli infermieri svolgono un ruolo cruciale nella preparazione, nell'esecuzione e nel monitoraggio di queste procedure.

1. Comprendere le ragioni:
   - **Biopsia:** questo campione di tessuto viene prelevato per esaminare le cellule al microscopio, rendendo possibile la diagnosi di varie condizioni, come il cancro della pelle o l'infiammazione.
   - **Coltura:** viene utilizzata per identificare gli agenti infettivi, come i batteri o i funghi, facendoli crescere in laboratorio.
2. Preparare il paziente:
   - **Informazioni:** l'infermiere deve spiegare al paziente la procedura, le sue ragioni e i suoi benefici.
   - **Consenso informato:** assicurarsi che il paziente comprenda le implicazioni e ottenere il consenso scritto.
   - **Preparazione dell'area:** pulire e disinfettare l'area interessata.
3. Prelievo del campione:
   - Biopsia :
     - **Tipi comuni : Esistono** diversi tipi di biopsia (puntura, incisionale, escissionale) a seconda delle dimensioni e della natura della lesione.
     - **Anestesia:** spesso viene somministrato un anestetico locale per ridurre il disagio.
     - **Tecnica:** l'infermiera, in collaborazione con il dermatologo, preleva un campione di tessuto utilizzando uno strumento affilato.

Cultura :

> **Campionamento: si** preleva un campione, spesso utilizzando un tampone, da un'area sospettata di essere infetta.
>
> **Trasferimento:** il campione viene posto in un terreno di coltura appropriato e inviato al laboratorio per l'analisi.

4. Assistenza post-procedura :

> **Istruzioni:** informare il paziente sulla cura della ferita, sul monitoraggio dei segni di infezione e sull'importanza di mantenere l'area pulita e asciutta.
>
> **Follow-up:** fissare un appuntamento per rimuovere i punti, se necessario, e discutere i risultati.
>
> **Gestione del dolore:** consigliare al paziente la gestione del dolore, compreso l'uso di analgesici da banco o la prescrizione di farmaci, se necessario.

5. Comunicazione dei risultati:

> **Risultati della biopsia:** i risultati possono aiutare a confermare una diagnosi, a determinare lo stadio di una malattia o a guidare il trattamento.
>
> **Risultati della coltura:** identificano l'agente infettivo e, spesso, la sua sensibilità agli antimicrobici.

6. Il ruolo dell'infermiere:

> **Rassicurazione: L'**infermiere offre un sostegno emotivo, soprattutto se il paziente è ansioso o preoccupato per i risultati.
>
> **Coordinamento:** l'infermiere collabora con il laboratorio e il dermatologo per garantire che i campioni vengano elaborati correttamente e che i risultati vengano comunicati in tempo utile.

I prelievi cutanei sono strumenti diagnostici essenziali in dermatologia. Grazie alla loro esperienza, gli infermieri svolgono un ruolo centrale nel successo di queste procedure, garantendo la sicurezza, il comfort e l'informazione del paziente durante tutto il processo.

Terapie topiche : unguenti, creme e gel

Nel vasto campo della dermatologia, le terapie topiche, in particolare gli unguenti, le creme e i gel, svolgono un ruolo fondamentale. Forniscono un trattamento diretto per le condizioni della pelle e offrono una varietà di opzioni terapeutiche. Gli infermieri, al centro dell'assistenza al paziente, svolgono un ruolo essenziale nell'applicazione, nell'educazione e nel monitoraggio di questi trattamenti.

1. Comprendere le basi:
   Formulazioni :

   Unguenti: preparazioni a base di olio, spesso occlusive, ideali per la pelle molto secca.

   Creme: emulsioni acqua-in-olio o olio-in-acqua, adatte alla maggior parte dei tipi di pelle.

   Gel: a base d'acqua, leggeri e spesso utilizzati per le zone grasse o per condizioni come l'acne.

   Principi attivi: Variano a seconda della condizione da trattare, che può includere corticosteroidi, antimicrobici, antimicotici, agenti cheratolitici, tra gli altri.
2. Applicazione corretta :

   Pulizia: iniziare a pulire delicatamente l'area interessata.

   Quantità: utilizzi la quantità prescritta, generalmente uno strato sottile.

   Tecnica: applicare delicatamente, senza strofinare eccessivamente. Alcuni trattamenti richiedono un leggero massaggio.
3. Educazione del paziente:

   Frequenza: informare il paziente sulla frequenza di applicazione.

   Effetti collaterali: discutere i potenziali effetti collaterali e come riconoscerli.

Conservazione: consigli su come conservare il prodotto per garantirne l'efficacia.

Interazioni: Parli di altri prodotti o farmaci che potrebbero interagire con il trattamento topico.

4. Gestione degli effetti collaterali :

Irritazione: alcuni prodotti possono causare arrossamenti o prurito. È fondamentale valutare la gravità e modificare il trattamento, se necessario.

Atrofia cutanea: i corticosteroidi topici, se usati a lungo termine, possono causare un assottigliamento della pelle. Un monitoraggio regolare è essenziale.

Reazioni allergiche: riconoscere i segni di una reazione allergica e consigliare al paziente le misure da adottare.

5. L'importanza dell'adesione :

Regolarità: sottolineare l'importanza di un'applicazione regolare per massimizzare i benefici.

Durata: alcuni trattamenti richiedono un uso prolungato per vedere i risultati, mentre altri sono più brevi.

6. Ruolo dell'infermiere:

Dimostrazione: mostrare al paziente la tecnica di applicazione corretta.

Valutazione: riesaminare regolarmente le condizioni della pelle del paziente per assicurarsi che il trattamento sia efficace.

Feedback: incoraggiare i pazienti a condividere le loro esperienze e adattare il trattamento, se necessario.

Le terapie topiche sono un pilastro del trattamento dermatologico. Grazie al loro approccio pratico ed educativo, gli infermieri assicurano che i pazienti traggano il massimo beneficio da questi trattamenti, garantendo che siano utilizzati in modo sicuro, efficace e appropriato per ogni singolo caso.

Gestione delle ferite e cura delle suture

La cura delle ferite e delle suture è una parte essenziale della dermatologia, in particolare dopo interventi chirurgici o biopsie. L'obiettivo è promuovere una guarigione ottimale, prevenire le infezioni e ridurre al minimo le cicatrici. Gli infermieri, con le loro competenze e il loro know-how, sono in prima linea nel garantire la qualità di questa cura e nell'educare i pazienti al riguardo.

1. Valutazione iniziale della ferita:
   - **Profondità ed estensione:** identificare la gravità della ferita per scegliere il protocollo di trattamento migliore.
   - **Segni di infezione:** cerchi arrossamento, calore, gonfiore, pus o dolore eccessivo.
   - **Tipo di sutura:** le suture possono essere assorbibili o non assorbibili, superficiali o profonde.
2. Pulizia e disinfezione :
   - **Salina fisiologica:** spesso viene utilizzata per pulire delicatamente la ferita.
   - **Antisettici:** applicazione di agenti come la clorexidina o il povidone-iodio per disinfettare.
3. Cura della sutura:
   - **Protezione:** utilizzo di medicazioni sterili per proteggere la ferita da agenti contaminanti.
   - **Evitare:** si consiglia di non bagnare l'area suturata per le prime 24-48 ore.
   - **Osservazione:** osservare i segni di tensione o di allentamento delle suture.
4. Cambiare le medicazioni:
   - **Frequenza:** a seconda delle raccomandazioni del medico, alcune medicazioni devono essere cambiate regolarmente.
   - **Tecnica:** rimuovere con attenzione per evitare di aggravare la ferita o di tirare le suture.

5. Prevenzione delle cicatrici :

Idratare: l'applicazione di agenti idratanti può aiutare a ridurre le cicatrici.

Protezione solare: le ferite cicatrizzate possono essere sensibili al sole, quindi è importante utilizzare una protezione solare per evitare l'iperpigmentazione.

6. Educazione del paziente :

Istruzioni post-operatorie: fornire istruzioni chiare sulla cura a casa, sul riconoscimento delle complicazioni e su quando rivolgersi a un medico.

Mobilitazione: consigliare al paziente le attività da evitare per evitare tensioni sulla ferita.

7. Rimozione delle suture:

Tempistica: La rimozione viene generalmente eseguita secondo un calendario preciso, a seconda della posizione e della natura della ferita.

Tecnica: utilizzo di pinze e forbici sterili, facendo attenzione a minimizzare il disagio.

8. Ruolo dell'infermiere:

Comunicazione: rassicurare il paziente, spiegare ogni fase della cura e rispondere a qualsiasi domanda.

Monitoraggio: identificare e trattare rapidamente eventuali complicazioni.

Coordinamento: collaborare con il dermatologo o il chirurgo per garantire un follow-up adeguato.

Una gestione efficace delle ferite e la cura delle suture sono fondamentali per garantire una guarigione senza complicazioni. Gli infermieri, grazie alla loro formazione ed esperienza, assicurano che ogni paziente riceva un'assistenza di qualità, rappresentando al tempo stesso un pilastro di informazioni e di supporto durante il processo di guarigione.

Capitolo 5

CONDIZIONI DERMATOLOGICHE COMUNI

Malattie infiammatorie della pelle : eczema, psoriasi

Le dermatosi infiammatorie, tra cui l'eczema e la psoriasi, sono condizioni cutanee comuni che colpiscono molte persone in tutto il mondo. Caratterizzate da infiammazioni e lesioni cutanee, possono causare un disagio significativo e avere un impatto sulla qualità di vita dei pazienti. L'infermiere di dermatologia è al centro della gestione, dell'educazione e del supporto dei pazienti con queste condizioni.

1. Eczema (dermatite atopica) :
   - Caratteristiche :
     - Arrossamento, prurito, macchie secche.
     - Può essere innescata da allergeni, sostanze irritanti o fattori ambientali.
   - Trattamenti :
     - **Idratare:** applicare creme e unguenti per ripristinare la barriera cutanea.
     - Corticosteroidi topici: per ridurre l'infiammazione.
     - **Antistaminici:** per controllare il prurito.
     - **Trattamenti sistemici:** nei casi gravi o refrattari.
   - Ruolo dell'infermiere :
     - **Educazione:** istruire il paziente sui potenziali fattori scatenanti e su come ridurre al minimo le riacutizzazioni.
     - **Applicazione:** dimostrare il modo corretto di applicare i farmaci.
     - **Monitoraggio:** valutare regolarmente le condizioni della pelle e l'efficacia del trattamento.
2. Psoriasi :
   - Caratteristiche :
   - Chiazze spesse e rosse con scaglie argentate.

Può essere associato a dolore articolare nel caso di psoriasi artropatica.

Trattamenti :

Trattamenti topici: corticosteroidi, derivati della vitamina D, tazarotene.

Fototerapia: uso della luce UVB per ridurre l'infiammazione.

Trattamenti sistemici: farmaci come il metotrexato o la ciclosporina.

Trattamenti biologici: iniezioni che mirano a parti specifiche del sistema immunitario.

Ruolo dell'infermiere :

Educazione: informare il paziente sulla natura cronica della malattia e sulle opzioni di trattamento.

Monitoraggio: valutazione degli effetti collaterali dei trattamenti e adeguamento dei dosaggi.

Supporto: fornire un sostegno emotivo di fronte alle sfide psicosociali associate alla psoriasi.

3. Fattori comuni :

Stress: entrambe le condizioni possono essere esacerbate dallo stress, quindi è fondamentale riconoscerne l'impatto e suggerire strategie per gestirlo.

Aspetto psicosociale: l'impatto sull'autostima, sull'ansia e sulla depressione deve essere preso in considerazione nel trattamento.

Collegamenti con altre specialità: a volte è necessario collaborare con altri professionisti della salute, come i reumatologi per la psoriasi artropatica.

4. Il ruolo dell'infermiere:

Comunicazione: stabilire un rapporto di fiducia con il paziente, rispondendo alle domande e alle preoccupazioni.

Gestione dell'assistenza: coordinamento con il dermatologo per un piano di assistenza personalizzato.

Ricerca: tenersi aggiornati sugli ultimi progressi e sui trattamenti disponibili.

Le dermatosi infiammatorie, nonostante la loro prevalenza, richiedono una gestione personalizzata e sfumata. Gli infermieri svolgono un ruolo essenziale nel fornire un'assistenza di qualità, un'educazione e un supporto fondamentale ai pazienti, aiutandoli a gestire efficacemente la loro condizione e a migliorare la loro qualità di vita.

Malattie infettive : herpes, verruche

Le condizioni infettive della pelle, come l'herpes e le verruche, sono causate da virus e possono colpire molte persone in diverse fasi della loro vita. Sebbene queste infezioni siano generalmente benigne, possono causare disagio e problemi estetici. Gli infermieri di dermatologia svolgono un ruolo fondamentale nella diagnosi, nel trattamento e nell'educazione dei pazienti su queste condizioni.

1. Herpes :
   - Caratteristiche :
     - Vescicole dolorose e pruritiche, di solito raggruppate, spesso precedute da sensazioni di formicolio o bruciore.
     - Può colpire la bocca (herpes labialis) o i genitali (herpes genitale).
   - Trattamenti :
     - **Antivirali:** farmaci come aciclovir, valaciclovir e famciclovir per ridurre la durata e la gravità dei focolai.

- **Trattamenti topici:** per alleviare il dolore o il prurito associato.
- Ruolo dell'infermiere :
  - **Educazione:** informare i pazienti sui mezzi di trasmissione, sui metodi di prevenzione e sulla necessità di evitare il contatto durante i focolai.
  - **Supporto:** comprendere il disagio psicosociale associato alla diagnosi e offrire un supporto adeguato.
  - **Monitoraggio:** monitoraggio dei sintomi e adeguamento del trattamento, se necessario.

2. Verruche :
  - Caratteristiche :
    - Crescite ruvide causate dal papillomavirus umano (HPV).
    - Può comparire sulle mani, sui piedi e su altre parti del corpo.
  - Trattamenti :
    - **Crioterapia:** utilizzo di azoto liquido per congelare la verruca.
    - **Trattamenti topici:** preparati a base di acido salicilico o altri ingredienti per erodere la verruca.
    - **Terapie minori:** come curettage, elettrocoagulazione o laser.
  - Ruolo dell'infermiere :
    - **Educazione:** spiegare ai pazienti i metodi di prevenzione e l'assistenza domiciliare.
    - **Applicazione:** dimostrare il modo corretto di applicare i trattamenti topici.
    - **Follow-up:** per assicurarsi che le verruche rispondano bene al trattamento e per individuare eventuali complicazioni.

3. Prevenzione :
  - **Herpes:** Usare il preservativo, evitare il contatto diretto durante i focolai, profilassi antivirale per le persone ad alto rischio.

Verruche: non tocchi o gratti le verruche, usi le scarpe nelle aree pubbliche (come le docce della palestra), eviti di condividere gli oggetti personali.

4. Il ruolo dell'infermiere:

Comunicazione: stabilire un dialogo aperto con il paziente, chiarendo miti e idee sbagliate.

Gestione dell'assistenza: coordinamento con il dermatologo per garantire che il paziente riceva il trattamento più appropriato.

Aggiornamento: Si tenga aggiornato sugli ultimi sviluppi in materia di trattamento e prevenzione.

Sebbene l'herpes e le verruche siano comuni, il loro impatto sul benessere dei pazienti può essere significativo. La vicinanza dell'infermiere dermatologo al paziente, la sua esperienza e le sue capacità di insegnamento sono essenziali per fornire un'assistenza completa e rassicurante.

Disturbi tumorali : melanoma, carcinoma

I tumori della pelle, comprese entità come il melanoma e il carcinoma, sono patologie importanti in dermatologia. Questi tumori, sia benigni che maligni, richiedono un'attenzione particolare, una diagnosi precoce e un trattamento adeguato. Gli infermieri di dermatologia svolgono un ruolo cruciale nel sostenere i pazienti, dalla diagnosi iniziale fino al follow-up post-trattamento.

1. Melanoma :

Caratteristiche :

Tumore maligno a cellule melanocitiche.

Spesso appare come una nuova lesione pigmentata o un neo esistente che cambia aspetto.

I fattori di rischio includono l'eccessiva esposizione al sole, la storia familiare e la pelle chiara.

Trattamenti :

Escissione chirurgica: rimozione del tumore e di un margine di tessuto sano.

Terapie mirate e immunoterapia: per il melanoma avanzato o metastatico.

Ruolo dell'infermiere :

Educazione: sensibilizzazione sull'importanza dell'autoesame della pelle e dei controlli dermatologici regolari.

Supporto: offrire un sostegno emotivo di fronte alla diagnosi e durante il trattamento.

Monitoraggio: monitoraggio della cicatrice post-operatoria, rilevamento precoce della recidiva.

2. Carcinomi :

Caratteristiche :

I più comuni sono il carcinoma basocellulare (BCC) e il carcinoma squamocellulare (SCC).

Spesso compaiono su aree esposte al sole come il viso, le orecchie e le mani.

Possono apparire come noduli, macchie rosse o ulcere che non guariscono.

Trattamenti :

Escissione chirurgica: rimozione del tumore con un margine di sicurezza.

Criochirurgia, elettrochirurgia: per le lesioni più superficiali.

Terapie topiche e fototerapia: in alcuni casi precoci o superficiali.

Ruolo dell'infermiere :

Educazione: informare le persone sui rischi associati all'esposizione al sole e sull'importanza della protezione solare.

- **Assistenza:** assistere i pazienti durante le operazioni e l'assistenza post-operatoria.
- **Monitoraggio:** assicurarsi che le lesioni trattate guariscano e rilevare eventuali nuove lesioni.

3. Prevenzione :

- **Protezione solare:** incoraggiare l'uso regolare di creme solari, indossare indumenti protettivi ed evitare l'esposizione diretta al sole nelle ore di punta.
- **Screening:** promuovere consultazioni dermatologiche regolari, in particolare per i soggetti ad alto rischio.

4. Il ruolo dell'infermiere:

- **Comunicazione:** stabilire un rapporto di fiducia, spiegando chiaramente diagnosi, trattamenti e risultati attesi.
- **Gestione dell'assistenza:** coordinamento con il team multidisciplinare, compresi dermatologi, oncologi e chirurghi.
- **Sviluppo della carriera:** tenersi aggiornati sui progressi del trattamento e delle tecniche chirurgiche.

A causa della loro natura potenzialmente grave, i tumori della pelle richiedono un approccio rigoroso ed empatico. Gli infermieri di dermatologia svolgono un ruolo centrale nell'assistenza ai pazienti, garantendo una qualità ottimale delle cure, combinando le competenze tecniche con il supporto umano.

Malattie della pelle legate all'età e al sole

Con l'invecchiamento e l'esposizione ripetuta al sole, la pelle subisce cambiamenti significativi, dando origine a varie dermatosi. Alcune di queste condizioni sono benigne, ma possono avere un impatto estetico, mentre altre possono rappresentare un rischio per la salute. Gli infermieri di dermatologia svolgono un ruolo centrale nell'aiutare i pazienti a comprendere, prevenire e trattare queste condizioni.

1. Cheratosi attiniche:
   Caratteristiche :
   Lesioni ruvide e ispessite causate da anni di esposizione al sole.
   Superfici esposte come il viso, le mani e il cuoio capelluto.
   Trattamenti :
   Criochirurgia: congelamento delle lesioni.
   Terapie topiche: agenti chimici per eliminare le cellule anomale.
   Fototerapia: uso della luce per trattare le lesioni.
   Ruolo dell'infermiere :
   Educazione: sensibilizzazione sui pericoli dell'esposizione al sole.
   Monitoraggio: follow-up delle lesioni per rilevare l'eventuale progressione verso il carcinoma.
2. Macchie solari (macchie dell'età) :
   Caratteristiche :
   Macchie piatte e marroni, di solito sul viso, sulle mani e sulle braccia.
   Risultante dall'esposizione cumulativa al sole.
   Trattamenti :
   Terapie laser : Per schiarire o eliminare le macchie.
   Peel chimici: uso di acidi per esfoliare la pelle.
   Microdermoabrasione: esfoliazione meccanica della superficie della pelle.
   Ruolo dell'infermiere :
   Suggerimento: offrire soluzioni per prevenire la comparsa di nuove macchie.
   Supporto: aiutare i pazienti a comprendere e gestire le implicazioni estetiche.

3. Elastosi solare :
- Caratteristiche :
- Pelle spessa e gialla con rughe profonde.
- Risulta dalla degradazione delle fibre elastiche a causa dell'esposizione al sole.
- Trattamenti :
- **Idratante:** creme e lozioni per migliorare la texture della pelle.
- **Trattamenti estetici:** per migliorare l'aspetto della pelle.
- Ruolo dell'infermiere :
- **Educazione:** prevenzione e protezione dal sole.
- **Guida:** aiutare i pazienti a scegliere i trattamenti adatti alla loro condizione.

4. Prevenzione :
- **Protezione solare:** incoraggiare l'uso di creme solari ad ampio spettro, cappelli e abiti lunghi.
- **Controlli regolari:** promuovere l'autoesame della pelle e le consultazioni dermatologiche per individuare i cambiamenti precoci.

5. Il ruolo dell'infermiere:
- **Comunicazione:** sensibilizzare i pazienti sulle conseguenze dell'esposizione al sole e sui benefici di una protezione adeguata.
- **Referral:** indirizzare i pazienti verso le risorse appropriate, sia per il trattamento che per la prevenzione.

Le dermatosi legate all'età e al sole possono, in molti casi, essere prevenute o ridotte. L'infermiere di dermatologia, grazie alle sue conoscenze approfondite e alla sua vicinanza ai pazienti, è essenziale per fornire un'assistenza olistica, dalla prevenzione alla terapia, tenendo conto del benessere generale del paziente.

Capitolo 6

TRATTAMENTI SPECIFICI IN DERMATOLOGIA

Fototerapia

La fototerapia, per quanto affascinante possa sembrare, è un approccio terapeutico nato dalla fusione di scienza e luce. Si basa sull'uso di specifiche lunghezze d'onda della luce per trattare una serie di condizioni dermatologiche, con la psoriasi e l'eczema atopico in cima alla lista.

Il concetto alla base della fototerapia è semplice: esponendo la pelle a dosi controllate di luce, possiamo indurre cambiamenti biologici a livello cellulare che sono utili per il trattamento di alcune condizioni della pelle. Tuttavia, non basta una luce qualsiasi. La luce UVB, ad esempio, è la più utilizzata per la sua capacità di rallentare la crescita delle cellule cutanee, essenziale per il trattamento di condizioni come la psoriasi, in cui la pelle si rinnova troppo rapidamente.

Ma naturalmente, come per ogni trattamento, ci sono delle sfumature. L'intensità, la durata e la frequenza dell'esposizione devono essere attentamente calibrate, non solo per massimizzare l'efficacia, ma anche per ridurre al minimo i rischi associati, come le scottature o, a lungo termine, un aumento del rischio di cancro alla pelle.

Gli infermieri svolgono un ruolo chiave nella fototerapia. Guidano i pazienti durante il processo, assicurandosi che indossino una protezione adeguata per gli occhi e le parti del corpo che non richiedono il trattamento. Inoltre, monitorano attentamente la reazione della pelle alla luce, regolando la dose se necessario.

La bellezza della fototerapia sta nella sua capacità di offrire un'alternativa o un complemento ai trattamenti topici e sistemici, spesso senza gli effetti collaterali associati a questi ultimi. Molti pazienti trovano un sollievo significativo con questo metodo, rinnovando la fiducia in se stessi e il comfort nella propria pelle.

Quindi, la prossima volta che sentirà parlare di fototerapia, pensi a questa danza armoniosa tra luce e pelle, orchestrata da professionisti dedicati per ripristinare l'equilibrio e la salute della pelle. È un brillante promemoria di come la tecnologia e la natura possano lavorare insieme per il nostro benessere.

Terapie sistemiche : corticosteroidi, immunosoppressori

Le terapie sistemiche sono un ramo del trattamento medico che agisce sull'intero organismo, spesso somministrato per via orale o per iniezione. Nel campo della dermatologia, alcune condizioni cutanee gravi o recalcitranti richiedono più di un trattamento topico. Qui entrano in gioco i corticosteroidi e gli immunosoppressori, che offrono un approccio più globale e spesso più potente.

I corticosteroidi, come il prednisone, sono potenti agenti antInflammatori che riducono l'infiammazione e i sintomi associati a molte condizioni dermatologiche. La loro azione imita quella degli ormoni naturali prodotti dalle ghiandole surrenali, consentendo di controllare rapidamente le riacutizzazioni delle malattie infiammatorie. Tuttavia, il loro uso non è privo di effetti collaterali, soprattutto se prolungato. Possono influire sull'equilibrio idrico ed elettrolitico dell'organismo, avere un impatto sulla densità ossea e provocare sbalzi d'umore. Ecco perché spesso vengono prescritti per brevi periodi o in dosi decrescenti, per minimizzare i rischi.

Gli immunosoppressori, come la ciclosporina o il metotrexato, agiscono riducendo l'attività del sistema immunitario. Questo approccio è utile nei casi in cui il sistema immunitario attacca erroneamente la pelle, come nella psoriasi o nel lupus eritematoso. Sebbene questi farmaci possano offrire un sollievo significativo, non sono privi di conseguenze. La soppressione dell'immunità può rendere l'organismo più vulnerabile alle infezioni. Inoltre, alcuni di questi farmaci possono influire sulla funzione renale o epatica.

Gli infermieri, che sono in prima linea nell'assistenza ai pazienti, svolgono un ruolo cruciale nell'educazione e nel monitoraggio dei pazienti trattati con queste terapie sistemiche. Si assicurano che i pazienti comprendano appieno il trattamento, i suoi benefici e i suoi rischi. Sono anche le sentinelle che monitorano gli effetti collaterali, guidando i pazienti nel loro percorso terapeutico.

Le terapie sistemiche offrono una soluzione potenzialmente salvavita per molti pazienti affetti da gravi patologie cutanee. Tuttavia, come ogni rovescio della medaglia, il loro utilizzo richiede un attento monitoraggio e una stretta collaborazione tra il paziente e l'équipe medica, per garantire il miglior equilibrio tra efficacia e sicurezza.

Terapie biologiche e nuovi progressi

L'avvento delle terapie biologiche ha veramente rivoluzionato il panorama dei trattamenti dermatologici, aprendo le porte a interventi mirati e spesso più efficaci per malattie precedentemente considerate incurabili o difficili da gestire. Piuttosto che adottare un approccio 'onnicomprensivo' come nel caso delle terapie tradizionali, i trattamenti biologici si concentrano sui meccanismi specifici alla base delle malattie della pelle.

Le terapie biologiche, spesso somministrate sotto forma di iniezioni, sono proteine che mirano a determinate parti del sistema immunitario. Nel contesto di malattie come la psoriasi o la dermatite atopica, agiscono neutralizzando i componenti infiammatori specifici che innescano e mantengono la malattia. Per esempio, alcuni biologici mirano al TNF-alfa, una molecola pro-infiammatoria, mentre altri attaccano interleuchine specifiche.

Ciò che rende queste terapie così promettenti è la loro capacità di offrire un sollievo rapido e duraturo, spesso con meno effetti collaterali rispetto ai trattamenti sistemici tradizionali. Tuttavia, poiché modificano l'attività del sistema immunitario, possono anche aumentare il rischio di infezioni.

Oltre alle terapie biologiche, la dermatologia sta vivendo altri interessanti progressi. La terapia genica, ad esempio, che prevede l'introduzione o la modifica di geni nelle cellule di un paziente per trattare o prevenire una malattia, è attualmente in fase di studio per alcune patologie cutanee ereditarie. Anche l'intelligenza artificiale e la telemedicina stanno guadagnando terreno, offrendo strumenti diagnostici più precisi e un maggiore accesso alle cure dermatologiche.

Gli infermieri, sempre alla frontiera tra paziente e medicina, svolgono un ruolo centrale in questa nuova era. Sono formati sugli ultimi progressi, assicurando che i pazienti beneficino dei trattamenti più efficaci e garantendo la loro sicurezza. Inoltre, il loro ruolo di educatori sta crescendo, in quanto aiutano i pazienti a orientarsi in questo panorama medico in costante evoluzione.

Il mondo della dermatologia è in pieno fermento, con progressi che trasformano il modo in cui comprendiamo e trattiamo le malattie della pelle. Come parte di questa dinamica, gli infermieri si stanno posizionando come fari di luce, guidando i pazienti verso orizzonti terapeutici sempre più promettenti.

Capitolo 7

GESTIONE DELLE EMERGENZE DERMATOLOGICHE

Ustioni e lesioni traumatiche

Le ustioni e le lesioni cutanee traumatiche sono tra le condizioni più comuni e delicate da trattare in dermatologia. Comprendono un'ampia gamma di lesioni, dai piccoli graffi alle ustioni profonde, e ogni tipo richiede una gestione specifica per garantire una guarigione ottimale.

Le ustioni possono essere classificate in base alla loro gravità: dal primo grado, che colpisce solo lo strato esterno della pelle, al quarto grado, che può danneggiare i muscoli, i tendini e talvolta anche le ossa. Anche la fonte dell'ustione è varia: termica (calda o fredda), chimica, elettrica o da radiazioni.

La gestione delle ustioni è una questione delicata. Richiede una rapida valutazione della profondità e dell'estensione della lesione per decidere l'approccio terapeutico migliore. Le ustioni superficiali possono spesso essere trattate con pomate e medicazioni lenitive, mentre le ustioni più profonde possono richiedere un ricovero ospedaliero, innesti di pelle o addirittura un intervento chirurgico ricostruttivo.

Le lesioni traumatiche, invece, sono generalmente causate da incidenti fisici, come tagli, abrasioni o escoriazioni. Come le ustioni, richiedono un'attenta valutazione per determinare il miglior approccio terapeutico. Questo può variare da semplici medicazioni e suture a un trattamento più specializzato delle ferite, per prevenire le infezioni e ridurre al minimo le cicatrici.

L'infermiere di dermatologia svolge un ruolo essenziale nella gestione di queste lesioni. Spesso è il primo punto di contatto con il paziente, valutando la gravità della lesione, fornendo il primo soccorso e indirizzando il paziente a cure specialistiche, se necessario. Inoltre, segue i pazienti, monitorando la guarigione, cambiando le medicazioni, identificando i segni di infezione e offrendo consigli sulla cura a domicilio.

Ma oltre a queste competenze tecniche, gli infermieri forniscono anche un supporto emotivo. Le ustioni e le lesioni traumatiche possono essere dolorose, spaventose e talvolta sfiguranti. Gli infermieri rassicurano i pazienti, li ascoltano e li sostengono nel percorso di recupero, occupandosi non solo della loro salute fisica, ma anche del loro benessere psicologico.

Le ustioni e le lesioni traumatiche richiedono un'assistenza sia scientifica che umana. In questo delicato balletto di cure, l'infermiere di dermatologia è una figura centrale, che combina abilità, compassione e dedizione per guidare il paziente verso il completo recupero.

Reazioni allergiche acute

Le reazioni allergiche acute della pelle, note come orticaria o angioedema a seconda della loro localizzazione e intensità, sono manifestazioni cutanee improvvise e spesso inaspettate, dovute all'ipersensibilità dell'organismo a un agente allergenico. Che si tratti di una puntura di insetto, di un farmaco, di un alimento o anche di un fattore scatenante ambientale come il polline, le reazioni cutanee possono essere allarmanti e potenzialmente pericolose.

L'orticaria si manifesta con chiazze rosse, sollevate e pruriginose che possono comparire in qualsiasi parte del corpo. Queste lesioni possono variare di dimensione, da piccole chiazze a grandi placche, e possono spostarsi o aggregarsi nel tempo. A volte la reazione è accompagnata da un gonfiore più profondo, spesso nelle labbra, nelle palpebre o nella gola, noto come angioedema.

Il trattamento immediato è essenziale. Se la reazione è lieve, si possono somministrare antistaminici per calmare il prurito e ridurre l'infiammazione. Tuttavia, se la reazione è grave o influisce sulla respirazione, è necessario un intervento medico di emergenza, compresa la somministrazione di epinefrina per contrastare la reazione.

L'infermiere dermatologo è spesso il primo operatore sanitario a valutare e trattare queste reazioni. Deve essere in grado di distinguere rapidamente tra una reazione benigna e una che potrebbe essere pericolosa per la vita. Una volta gestita la crisi acuta, l'infermiere svolge un ruolo cruciale nell'educazione del paziente, aiutandolo a identificare ed evitare gli allergeni scatenanti, a comprendere la necessità di portare con sé un kit di emergenza in caso di allergie gravi e a riconoscere i primi segnali di una reazione allergica, in modo da poter agire rapidamente.

Ma oltre al trattamento medico, gli infermieri forniscono anche un supporto emotivo. Una reazione allergica acuta può essere traumatica e lasciare il paziente con una paura persistente di futuri fattori scatenanti. L'infermiere rassicura, risponde alle domande e fornisce consigli pratici per aiutare il paziente a gestire e prevenire possibili reazioni future.
Quando si trova di fronte a reazioni allergiche acute, l'infermiere dermatologo combina abilmente competenze cliniche, educazione proattiva ed empatia, garantendo un'assistenza completa che va oltre la semplice risposta cutanea e approfondisce il benessere generale del paziente.

Condizioni che richiedono intervento rapido

In dermatologia, alcune condizioni richiedono un trattamento rapido a causa della loro potenziale gravità o della rapida evoluzione. Queste situazioni di emergenza possono essere il risultato di infezioni, condizioni infiammatorie, tumori o altre patologie sottostanti. Per l'infermiere di dermatologia, essere in grado di riconoscere e intervenire in queste situazioni è fondamentale.

1. Erisipela e cellulite infettiva:
L'erisipela è un'infezione batterica acuta della pelle causata principalmente dallo streptococco. Si manifesta con arrossamento intenso, gonfiore, calore e dolore. La cellulite infettiva è simile, ma colpisce gli strati più profondi della pelle. Senza un trattamento tempestivo, l'infezione può diffondersi rapidamente e diventare potenzialmente fatale.

2. Fascite necrotizzante:
Si tratta di un'infezione rara ma temibile, che distrugge rapidamente il tessuto molle sotto la pelle. I sintomi iniziali possono essere fuorvianti, ma il dolore è spesso sproporzionato rispetto all'aspetto iniziale della pelle.

3. Pemfigo vulgaris:
Si tratta di una malattia autoimmune che provoca la formazione di vesciche sulla pelle e sulle membrane mucose. Se non viene trattata, questa condizione può causare gravi complicazioni.

4. Melanoma:
Si tratta di un tipo di cancro della pelle che, se individuato in fase iniziale, è altamente curabile. Tuttavia, se lasciato progredire, il melanoma può rapidamente metastatizzare in altre parti del corpo.

5. Reazioni gravi ai farmaci:
Alcune reazioni cutanee ai farmaci possono essere gravi e potenzialmente fatali, come la sindrome di Stevens-Johnson o la necrolisi epidermica tossica. Queste condizioni si manifestano con desquamazione e rash cutaneo doloroso e richiedono il ricovero in ospedale.

Per l'infermiere dermatologo, il riconoscimento precoce di queste patologie è fondamentale. L'intervento deve essere rapido per minimizzare i danni e massimizzare le possibilità di recupero. Oltre alla diagnosi e al trattamento, l'educazione del paziente sui segni e i sintomi da tenere d'occhio è fondamentale, soprattutto nelle condizioni in cui il rischio di recidiva è elevato.

L'infermiere è spesso il pilastro emotivo per il paziente in una situazione di emergenza. La capacità di rassicurare, ascoltare e informare è essenziale quanto le competenze cliniche. In breve, nell'ambito dello spettro delle patologie dermatologiche, queste emergenze ricordano l'importanza cruciale di un intervento rapido e dell'eccellenza clinica nell'assistenza.

Capitolo 8

DERMATOLOGIA PEDIATRICA

Caratteristiche speciali della pelle dei bambini

La pelle dei bambini è unica e questa unicità va ben oltre la sua morbidezza al tatto. Dal punto di vista dermatologico, la comprensione di queste caratteristiche specifiche è essenziale per offrire una cura ottimale a questa giovane popolazione.

1. Spessore:
La pelle dei neonati e dei bambini piccoli è più sottile di quella degli adulti. Questo rende la loro pelle più vulnerabile alle infezioni, alle irritazioni e agli effetti del sole. Inoltre, è meno resistente allo sfregamento o ai traumi.

2. Contenuto d'acqua:
La pelle dei bambini ha una capacità di idratazione diversa. Sebbene possa trattenere l'acqua in modo efficace, la perde anche più rapidamente, rendendo i bambini più suscettibili alla disidratazione cutanea.

3. Produzione di melanina:
La produzione di melanina nei bambini, in particolare nei neonati, non è efficiente come negli adulti, il che li rende più sensibili ai raggi UV.

4. Funzione di barriera:
Essendo così sottile, la barriera cutanea dei bambini è meno efficace, il che può portare a un maggiore assorbimento di sostanze esterne. Questo li rende più sensibili ai prodotti topici, agli allergeni e ad altri agenti ambientali.

5. Produzione di sudore:
Le ghiandole sudoripare dei bambini non sono completamente funzionali fin dalla nascita. Questo può

influire sulla loro capacità di regolare efficacemente la temperatura corporea attraverso la sudorazione.

6. Sensibilità:
La pelle dei bambini è più sensibile alle irritazioni e alle infiammazioni. Condizioni come eczema, dermatite da pannolino e altre eruzioni cutanee sono più comuni nei bambini piccoli.

7. Guarigione:
Sebbene la pelle dei bambini abbia una grande capacità di rigenerazione, il processo di guarigione può essere diverso. La formazione di cicatrici ipertrofiche o cheloidi può essere più frequente in alcuni bambini.

In qualità di operatori sanitari, la comprensione di queste sfumature è fondamentale quando si tratta della cura dermatologica dei bambini. Le scelte terapeutiche, la frequenza delle cure, la prevenzione e l'educazione dei genitori devono essere adattate a queste particolarità. Ogni fase, dalla valutazione alla prescrizione e all'educazione, richiede un approccio incentrato sul bambino, assicurando un'assistenza sicura ed efficace, adattata alle sue esigenze specifiche.

Malattie comuni nei bambini

Nei bambini, alcune condizioni dermatologiche sono particolarmente diffuse o specifiche per questa fascia d'età. Questi disturbi cutanei sono spesso il risultato di una combinazione di fattori, tra cui le peculiarità della pelle del bambino, il suo sistema immunitario in via di sviluppo, l'ambiente e le interazioni. Quello che segue è un elenco non esaustivo di disturbi cutanei comunemente riscontrati nei bambini:

1. Eczema o dermatite atopica:
Si tratta di una condizione cutanea cronica caratterizzata da chiazze rosse, prurito e pelle secca. Può comparire già nei primi mesi di vita e spesso è collegata ad altri sintomi atopici, come l'asma o la febbre da fieno.

2. Varicella:
Questa malattia virale è tipica dell'infanzia e si manifesta con un'eruzione cutanea di vescicole pruriginose che si trasformano in croste.

3. Dermatite seborroica (capezzolo):
Si tratta di una condizione comune nei bambini, che si manifesta con chiazze squamose e oleose sul cuoio capelluto, ma può interessare anche il viso e altre aree del corpo.

4. Molloscum contagiosum:
Si tratta di piccole papule cutanee, generalmente benigne, causate da un virus. Possono comparire in qualsiasi parte del corpo, ma spesso si concentrano nelle aree di attrito.

5. Impetigine:
Si tratta di un'infezione batterica superficiale, spesso causata dallo stafilococco aureo o dallo streptococco, caratterizzata da lesioni trasudanti e croste color miele.

6. Verruche:
Queste escrescenze cutanee benigne sono causate dal papillomavirus umano (HPV) e possono comparire su mani, piedi o altre parti del corpo.

7. Orticaria:
Chiazze rosse e in rilievo, spesso pruriginose, che possono essere causate da allergie alimentari, infezioni o altri fattori scatenanti.

8. Roseola:
Si tratta di una malattia virale caratterizzata da una febbre alta seguita da un'eruzione cutanea di colore rosa pallido.

9. Eruzione da pannolino:
Questa irritazione cutanea è comune nei neonati e nei bambini, in genere come reazione all'umidità o allo sfregamento dei pannolini.

10. Macchie di Café-au-lait:
Si tratta di macchie pigmentarie benigne, di colore marrone chiaro, che spesso compaiono fin dalla nascita o nei primi anni di vita.

La comprensione di queste condizioni e delle loro presentazioni tipiche è fondamentale per l'infermiere dermatologo che lavora con i bambini. La gestione spesso comporta una combinazione di trattamento medico e di educazione dei genitori alla cura domiciliare, alla prevenzione e al follow-up. Ogni condizione, sebbene comune, richiede un'attenzione dettagliata per garantire il benessere del bambino e rassicurare i genitori.

Comunicazione e assistenza specifica per i pazienti giovani

La gestione dermatologica dei giovani pazienti non riguarda solo il trattamento medico o l'assistenza diretta. La comunicazione e un approccio specifico per l'età sono fondamentali per un'esperienza medica positiva sia per il bambino che per i suoi genitori o tutori.

1. Approccio incentrato sul bambino:
Quando ci si prende cura di un paziente giovane, è essenziale coinvolgerlo il più possibile nel processo di cura. I bambini devono essere trattati con rispetto, tenendo

conto del loro livello di comprensione e della loro capacità di partecipare alle decisioni sulla loro cura.

2. Creare un ambiente rassicurante:
Le strutture mediche possono intimorire i bambini. Quindi è importante creare un ambiente accogliente, con giocattoli, libri e distrazioni visive adatti all'età.

3. Comunicazione adeguata all'età:
È essenziale utilizzare un linguaggio chiaro e semplice, adatto all'età del bambino. Spiegare le procedure da seguire, utilizzare analogie semplici o giocattoli per mostrare ciò che accadrà, può aiutare ad alleviare le paure.

4. Coinvolgimento dei genitori o dei tutori:
I genitori svolgono un ruolo essenziale nel processo di cura. Si assicuri che comprendano la diagnosi, il trattamento e l'assistenza domiciliare. Incoraggiateli a fare domande e a essere partner attivi nella cura del loro bambino.

5. Tecniche di distrazione :
L'utilizzo di tecniche di distrazione durante le procedure o i trattamenti può ridurre l'ansia e il dolore. Questo può includere l'uso di musica, video, libri o anche tecniche di respirazione.

6. Rispettare il ritmo del bambino:
Ogni bambino è unico. Alcuni potrebbero aver bisogno di più tempo per adattarsi all'ambiente medico o per sentirsi a proprio agio con una procedura. Rispettare i loro ritmi e dare loro il tempo necessario è fondamentale.

7. Formazione continua :
È fondamentale che gli infermieri di dermatologia ricevano una formazione continua sulle migliori pratiche di comunicazione pediatrica e sulla gestione dei piccoli pazienti.

8. Feedback e regolazioni:
Chieda un feedback regolare ai bambini e ai loro genitori.
Queste informazioni possono aiutare a identificare le aree
di miglioramento e ad adattare l'approccio o le tecniche di
comunicazione.

9. Supporto emotivo :
Riconoscere e convalidare i sentimenti del bambino. Alcuni
possono essere preoccupati, spaventati o frustrati dalla
loro condizione o dalle procedure mediche. Il sostegno
emotivo è importante quanto l'assistenza fisica.

La chiave del successo nella gestione dermatologica dei
piccoli pazienti risiede in una combinazione di competenze
cliniche, comunicazione appropriata e genuina empatia per
l'esperienza unica di ogni bambino. Insieme, questi
elementi possono creare un'esperienza medica positiva e
promuovere risultati ottimali.

Capitolo 9

DERMATOLOGIA COSMETICA E CHIRURGICO

Procedure cosmetiche comuni

Le procedure cosmetiche in dermatologia hanno visto un significativo aumento di popolarità negli ultimi anni, in gran parte grazie ai progressi tecnologici che le rendono più sicure ed efficaci. Queste procedure sono spesso progettate per migliorare l'aspetto della pelle, ridurre i segni dell'invecchiamento e migliorare le caratteristiche estetiche. Ecco una panoramica delle procedure cosmetiche più comuni in dermatologia:

1. Tossina botulinica (Botox) :
Iniettato nei muscoli facciali, viene utilizzato per ridurre l'aspetto delle rughe dinamiche, come le rughe della fronte o le zampe di gallina vicino agli occhi.

2. Filler dermici :
Questi gel, spesso a base di acido ialuronico, vengono iniettati per riempire le rughe, ridefinire i contorni del viso e ripristinare il volume, in particolare su guance, labbra e piega nasolabiale.

3. Peeling chimico :
Si tratta di utilizzare una soluzione chimica per esfoliare lo strato superficiale della pelle, riducendo l'aspetto delle macchie pigmentarie, delle linee sottili e di altre imperfezioni.

4. Microdermoabrasione :
Una tecnica di esfoliazione che utilizza piccoli cristalli per rimuovere lo strato superiore di pelle morta, lasciando la pelle più morbida e luminosa.

5. Terapia laser :
Esistono diversi tipi di laser utilizzati per trattare le macchie pigmentarie, le cicatrici, le rughe, i vasi sanguigni visibili e persino il resurfacing cutaneo.

6. Luce pulsata intensa (IPL) :
Si usa per trattare le macchie di pigmentazione, la rosacea, i vasi sanguigni visibili e altre imperfezioni della pelle.

7. Depilazione laser :
Un raggio laser colpisce i follicoli piliferi per ridurre la crescita dei peli indesiderati.

8. Criolipolisi :
Un metodo non invasivo che utilizza il freddo per rompere le cellule di grasso senza danneggiare il tessuto circostante.

9. Scleroterapia :
Un trattamento per le vene a forma di ragno in cui una soluzione viene iniettata nelle vene, provocandone il restringimento.

10. Terapia di radiofrequenza :
Utilizza le onde radio per riscaldare il derma, stimolando la produzione di collagene e rassodando la pelle.

11. Microneedling :
Piccoli aghi creano microlesioni nella pelle, stimolando la produzione di collagene ed elastina.

12. Trapianti di capelli :
Per chi soffre di calvizie o diradamento dei capelli, si possono trapiantare singole unità follicolari da una parte all'altra del cuoio capelluto.

13. Terapie combinate :
I dermatologi spesso combinano diverse procedure per ottenere risultati ottimali, come ad esempio un peeling chimico seguito da una terapia laser.

Queste procedure, sebbene esteticamente piacevoli, richiedono una competenza precisa e un'attenta valutazione del paziente. Un'accurata consultazione iniziale, in cui si discutono chiaramente le aspettative e i rischi, è fondamentale per garantire la sicurezza e la soddisfazione del paziente.

Tecniche chirurgiche in dermatologia

La chirurgia dermatologica copre un'ampia gamma di procedure, da interventi minori a interventi più complessi. Queste tecniche sono utilizzate principalmente per trattare le lesioni cutanee, siano esse benigne, pre-cancerose o maligne. Ecco una panoramica delle tecniche chirurgiche comunemente utilizzate in dermatologia:

1. Escissione chirurgica :
Si tratta della rimozione di una lesione cutanea con un bisturi. Dopo l'escissione, i bordi della ferita vengono suturati. Questa tecnica è spesso utilizzata per rimuovere cisti, lipomi e alcuni tumori della pelle.

2. Chirurgia di Mohs :
Si tratta di una tecnica chirurgica precisa utilizzata per trattare i tumori della pelle, in particolare il carcinoma basocellulare e il carcinoma squamoso. Si tratta di rimuovere il tumore strato per strato, controllando ogni strato al microscopio fino a quando non si rilevano più cellule cancerose.

3. Curettage ed elettrocauterizzazione :
Dopo aver raschiato una lesione con una curette, si utilizza un elettrodo per cauterizzare l'area e fermare l'emorragia. Questo viene spesso utilizzato per trattare le cheratosi seborroiche e alcuni carcinomi superficiali.

4. Biopsia cutanea :

Una piccola porzione di tessuto viene rimossa per essere esaminata al microscopio. Esistono diverse tecniche di biopsia, come la punch biopsy, la shave biopsy o la biopsia escissionale.

5. Criochirurgia :

Utilizzando l'azoto liquido, questa tecnica 'congela' e distrugge le lesioni cutanee. È comunemente utilizzata per le verruche, le cheratosi attiniche e altre lesioni benigne.

6. Laser chirurgici :

Alcuni laser vengono utilizzati per rimuovere le lesioni cutanee, trattare le vene varicose o per rifare la pelle.

7. Innesto di pelle :

Quando un'ampia area di pelle è persa o danneggiata, può essere necessario un innesto di pelle. La pelle può essere prelevata da un'altra parte del corpo del paziente.

8. Lembo di pelle :

A differenza degli innesti, i lembi di pelle hanno un proprio apporto di sangue. Vengono utilizzati per coprire la perdita di sostanza, in particolare dopo la chirurgia Mohs.

9. Liposuzione :

Sebbene sia più comunemente associata alla chirurgia estetica, la liposuzione può essere utilizzata anche in dermatologia per trattare condizioni come il lipoedema.

10. Dermoabrasione :

Si tratta di un resurfacing meccanico della pelle per trattare le cicatrici da acne, le rughe e altre imperfezioni.

11. Drenaggio e incisione di ascessi:

Nel caso in cui un'infezione cutanea si trasformi in un ascesso, può essere praticata un'incisione per drenare il pus.

La chirurgia dermatologica richiede grande precisione, competenze specifiche e una valutazione approfondita delle lesioni. La prevenzione delle complicanze, il follow-up post-operatorio e la comunicazione efficace con il paziente sono essenziali per il successo di questi interventi.

Assistenza post-operatoria e prevenire le complicazioni

L'assistenza post-operatoria è fondamentale per garantire una guarigione ottimale dopo un intervento di chirurgia dermatologica. Una buona cura non solo assicura la guarigione della ferita, ma riduce anche al minimo le cicatrici e previene le complicazioni.

Ecco una presentazione fluida sull'argomento:
Dopo un intervento chirurgico dermatologico, la cura post-operatoria gioca un ruolo fondamentale per il paziente. Un'incisione, anche se di lieve entità, rappresenta una porta aperta per il corpo, ed è indispensabile garantire che la guarigione avvenga nelle migliori condizioni possibili.

Pulizia della ferita: la pulizia è la prima linea di difesa contro le infezioni. È essenziale pulire delicatamente l'area operata con una soluzione antisettica delicata, come raccomandato dal dermatologo. Eviti lo sfregamento aggressivo che potrebbe danneggiare la zona fragile.

Medicazioni: A seconda della natura e della posizione dell'intervento, saranno necessarie medicazioni sterili. Esse svolgono un ruolo protettivo, impedendo la contaminazione della ferita e assorbendo qualsiasi essudato. Queste medicazioni devono essere cambiate regolarmente e ogni volta che si bagnano o si sporcano.

Antibiotici: in alcuni casi, per prevenire le infezioni, può essere prescritto un ciclo di antibiotici topici o orali. È fondamentale seguire il dosaggio raccomandato e non interrompere il trattamento prima del tempo.

Gestione del dolore: se si verifica un dolore dopo l'operazione, possono essere prescritti degli antidolorifici. Tuttavia, è importante evitare i farmaci che possono favorire il sanguinamento, come l'aspirina.

Ridurre il gonfiore: dopo alcune operazioni, può verificarsi un gonfiore. L'uso di impacchi freddi o l'elevazione dell'area operata possono aiutare a ridurre l'infiammazione.

Limitare l'attività fisica: per evitare lo stress sulla ferita e promuovere una guarigione ottimale, potrebbe essere necessario limitare alcuni movimenti o attività per un determinato periodo di tempo.

Protezione solare: la pelle appena operata è particolarmente sensibile ai raggi UV. La protezione solare è quindi essenziale per evitare l'iperpigmentazione o lo scolorimento della cicatrice.

Monitoraggio: qualsiasi segno anomalo, come arrossamento eccessivo, trasudamento, calore locale o aumento del dolore, deve essere segnalato tempestivamente. Si tratta di potenziali indicatori di complicazioni, come le infezioni.

Idratazione e cura della cicatrice: una volta che la ferita è guarita, l'applicazione regolare di una crema idratante o di un prodotto specifico può migliorare l'aspetto della cicatrice.

La prevenzione delle complicanze dipende in gran parte dalla stretta collaborazione tra il paziente e il professionista sanitario. Rispettando scrupolosamente i consigli post-operatori e mantenendo una comunicazione aperta con il proprio dermatologo, i pazienti massimizzano le possibilità di un recupero senza problemi e di un risultato estetico soddisfacente.

Capitolo 10

SFIDE
ED ETICA
IN DERMATOLOGIA

Gestione del paziente
con malattie croniche

La gestione dei pazienti con malattie croniche della pelle richiede un approccio olistico, che tenga conto non solo degli aspetti fisici della malattia, ma anche delle implicazioni psicologiche, sociali ed emotive che può avere. Ecco un'esplorazione fluida della gestione di questi pazienti:

In quanto organo più grande del corpo e interfaccia visibile con il mondo esterno, la pelle svolge un ruolo essenziale nella nostra identità e nella percezione di noi stessi. Quando è colpita da una malattia cronica, può avere un impatto profondo sulla qualità di vita del paziente.

Valutazione completa: il primo passo nel trattamento è una valutazione completa della natura, della gravità e dell'impatto della condizione cutanea. Questa valutazione comprende un'anamnesi dettagliata, un esame clinico e, se necessario, esami diagnostici.

Piano di trattamento personalizzato: ogni paziente è unico, ed è essenziale sviluppare un piano di trattamento su misura per le sue esigenze specifiche. Questo può includere farmaci topici, terapie sistemiche, sessioni di fototerapia o addirittura un intervento chirurgico.

Supporto psicologico: le malattie croniche della pelle possono avere un impatto considerevole sul benessere emotivo del paziente. Offrire un supporto psicologico, attraverso consulenze individuali o gruppi di sostegno, è essenziale. In alcuni casi, il follow-up con uno psicologo o uno psichiatra può essere utile.

Educazione del paziente : L'autogestione è una componente chiave della gestione delle malattie croniche. Educare i pazienti sulla loro malattia, sui trattamenti disponibili e sulle misure di autocura può migliorare significativamente l'aderenza al trattamento e la qualità di vita.

Monitoraggio regolare: le malattie croniche richiedono un monitoraggio continuo per valutare l'efficacia del trattamento, identificare eventuali complicazioni e adattare il piano di cura di conseguenza.

Comunicazione aperta: un rapporto di fiducia tra il paziente e il team di cura è essenziale. Una comunicazione aperta assicura che le preoccupazioni, le domande e le esigenze del paziente siano affrontate e prese in considerazione.

Gestire le esacerbazioni: Le malattie croniche possono presentare periodi di esacerbazione. Essere preparati e sapere come gestire questi periodi può ridurre l'ansia associata e migliorare i risultati.

Integrazione dell'assistenza: i pazienti con malattie croniche della pelle possono richiedere l'assistenza di diversi specialisti. Garantire una comunicazione e un coordinamento efficaci tra i diversi fornitori di cure è fondamentale.

Prevenzione e consapevolezza: informare i pazienti sui potenziali fattori scatenanti e sulle misure preventive può aiutare a ridurre la frequenza e la gravità delle riacutizzazioni.

Implicazioni sociali: le malattie della pelle possono avere un impatto sulla vita sociale e professionale del paziente. Offrire consigli su come gestire queste sfide è fondamentale.

La gestione dei pazienti con malattie croniche della pelle richiede un approccio empatico, integrativo e basato sull'evidenza. Concentrandosi sulla comprensione, sul supporto e sulla collaborazione, gli operatori sanitari possono aiutare questi pazienti a condurre una vita il più possibile normale e soddisfacente.

Questioni etiche relativi alla cosmetologia

La cosmetologia, che comprende lo studio e l'applicazione di trattamenti estetici per migliorare o alterare l'aspetto, è un campo in costante evoluzione e soggetto a una serie unica di questioni etiche. Ecco un'esplorazione fluida di alcuni dei problemi etici che si incontrano comunemente in questo campo:

La ricerca della bellezza e della perfezione è antica quasi quanto l'umanità stessa. Tuttavia, nell'era della tecnologia avanzata, dei social media e della pubblicità onnipresente, questa ricerca ha assunto una nuova dimensione. La cosmetologia, al crocevia tra scienza medica, arte e commercio, si trova ad affrontare una miriade di dilemmi etici.

Standard di bellezza: la cosmetologia è spesso influenzata da standard di bellezza fluttuanti, trasmessi dai media e dalla cultura popolare. Questi standard possono portare a un'indebita pressione sociale o creare ideali di bellezza irrealistici? E che dire della promozione della diversità e dell'accettazione di sé?

Consenso informato: qualsiasi trattamento estetico, invasivo o meno, comporta dei rischi. I pazienti ricevono tutte le informazioni necessarie per prendere una decisione informata? Il desiderio di un paziente di sottoporsi a una procedura è veramente autonomo o è influenzato da fattori esterni?

Accesso ai trattamenti: La cosmetologia è spesso costosa, il che solleva la questione dell'equità. I trattamenti estetici di alta qualità dovrebbero essere accessibili a tutti, indipendentemente dalla loro capacità finanziaria?

Formazione e competenza: con la crescente popolarità delle procedure estetiche, molti fornitori offrono servizi senza la necessaria formazione o competenza. Come possiamo garantire la sicurezza del paziente e la professionalità in questo campo?

Sfruttamento commerciale: il marketing dei servizi di cosmetologia può talvolta esagerare i benefici o minimizzare i rischi, portando a decisioni poco sagge. Dove tracciamo il confine tra pubblicità etica e manipolazione?

Ricerca e innovazione: la ricerca cosmetologica deve essere soggetta agli stessi rigorosi standard etici della ricerca medica? E come possiamo garantire che le nuove tecniche o i nuovi prodotti siano sicuri prima che vengano ampiamente adottati?

Ripercussioni psicologiche: è fondamentale riconoscere che non tutti i problemi di autostima o di percezione del corpo possono essere risolti con interventi estetici. Come possiamo garantire che i pazienti ricevano un adeguato supporto psicologico prima di optare per le procedure?

Procedure sui minori: le procedure cosmetiche sui minori sollevano ulteriori questioni etiche. Fino a che punto un adolescente può dare un consenso informato per una procedura che avrà ripercussioni a lungo termine?

Sostenibile ed etico: in un'epoca di consapevolezza ambientale, è anche essenziale considerare l'impatto ecologico dei prodotti e delle procedure cosmetiche. Sono sostenibili? I prodotti sono testati sugli animali?

Di fronte a questi dilemmi, la cosmetologia deve costantemente valutare e rivalutare le sue pratiche. Il rispetto per l'autonomia del paziente, l'impegno per l'integrità professionale e il riconoscimento dell'impatto sociale più ampio del settore sono essenziali per navigare in queste acque eticamente complesse.

Continuità dell'assistenza e supporto psicologico

La continuità delle cure e il supporto psicologico in dermatologia, come in altre discipline mediche, svolgono un ruolo cruciale nel garantire un'assistenza completa e olistica al paziente. Vediamo questi concetti da una prospettiva fluida e integrata.

La pelle, testimone silenziosa della nostra vita, è molto più di un semplice scudo contro gli elementi. Riflette la nostra storia, la nostra salute e, in molti casi, le nostre preoccupazioni interiori. La dermatologia, quindi, non può limitarsi a trattare i disturbi della pelle: deve anche prendere in considerazione l'essere umano dietro la pelle.

Continuità dell'assistenza

La continuità delle cure si riferisce all'assistenza coordinata e ininterrotta che si estende ben oltre la prima consultazione. È essenziale per :

- **Creare fiducia:** un paziente che sa di essere monitorato regolarmente da un'équipe medica sarà più propenso ad aderire a un piano di trattamento e a condividere le sue preoccupazioni.

- **Trattamento di condizioni croniche:** molte condizioni dermatologiche, come la psoriasi o l'eczema, richiedono un monitoraggio a lungo termine. La continuità delle cure garantisce una gestione ottimale adattata alla progressione della malattia.

- **Prevenire le complicazioni: Le** consultazioni regolari permettono di individuare precocemente i segni di peggioramento o gli effetti collaterali del trattamento, consentendo un intervento rapido.

Supporto psicologico

Il ruolo del supporto psicologico in dermatologia è duplice:

- **Gestire l'impatto emotivo: le** condizioni della pelle, che sono visibili e talvolta stigmatizzanti, possono avere un effetto profondo sull'autostima, sull'immagine del corpo e sulla qualità della vita. Il supporto psicologico aiuta i pazienti a gestire queste sfide, fornendo loro gli strumenti per costruire la resilienza e il benessere.

Capire la causa sottostante: Alcune condizioni della pelle possono essere esacerbate dallo stress o da altri fattori emotivi. Il supporto psicologico può aiutare a identificare questi fattori scatenanti e a mettere in atto strategie per gestirli.

La collaborazione tra dermatologo, infermiere dermatologico e professionisti della salute mentale è quindi essenziale. Permette di offrire ai pazienti un'assistenza integrata che va oltre il semplice trattamento dei sintomi cutanei per abbracciare l'intera persona.

In un mondo in cui la medicina tende a volte ad essere frammentata, la continuità delle cure e il supporto psicologico ci ricordano l'importanza di vedere il paziente come un insieme inseparabile di corpo e mente. In dermatologia, questo approccio olistico non è solo vantaggioso, ma essenziale per garantire il benessere a lungo termine dei pazienti.

Capitolo 11

PSICOLOGIA
E
SUPPORTO
EMOTIVO

Impatto psicologico disturbi della pelle

Le condizioni della pelle, in quanto manifestazioni visibili e spesso permanenti, possono avere profonde implicazioni per il benessere psicologico di un individuo. A differenza di altre condizioni che possono rimanere invisibili al mondo, i problemi della pelle sono spesso immediatamente visibili, creando una serie di sfide psicologiche uniche. Approfondiamo l'impatto psicologico delle malattie della pelle.

La pelle è molto più di una barriera fisica; è anche lo specchio delle nostre emozioni, della nostra storia e, in molti modi, della nostra identità. Quando è segnata da un disturbo, può alterare non solo il nostro aspetto, ma anche la nostra percezione di noi stessi.

Stigma e isolamento sociale

Le condizioni della pelle possono essere oggetto di stigma. Condizioni come la psoriasi, la vitiligine o l'acne grave possono spesso attirare sguardi curiosi e persino commenti sprezzanti. Alcuni pazienti possono sentirsi giudicati o incompresi, il che può portarli a isolarsi socialmente per evitare il giudizio.

Autostima e immagine corporea

La pelle svolge un ruolo cruciale nella nostra immagine corporea. Le condizioni della pelle possono portare a una riduzione dell'autostima, soprattutto in una società in cui la perfezione estetica è spesso messa su un piedistallo. Le persone possono sentirsi meno attraenti, il che può influire sulla loro fiducia nelle relazioni interpersonali e romantiche.

Stress e depressione

Esiste una relazione bidirezionale tra lo stress e le condizioni della pelle. Lo stress può esacerbare molte condizioni dermatologiche, mentre la presenza di queste condizioni può, a sua volta, aumentare i livelli di stress e di ansia. In alcuni casi, il disagio psicologico può trasformarsi in depressione clinica.

Ripercussioni professionali
Alcuni individui possono ritenere che la loro condizione cutanea li metta in una posizione di svantaggio nel mondo professionale, in particolare nelle professioni in cui l'aspetto gioca un ruolo centrale. Questo può limitare le loro opportunità di carriera o il loro desiderio di progredire.
Comportamento di evitamento
La vergogna o l'imbarazzo possono portare le persone con patologie cutanee ad adottare comportamenti di evitamento: rifiutare gli inviti sociali, evitare certe attività (come il nuoto) o vestirsi in modo da nascondere completamente la pelle.

Riconoscere l'impatto psicologico delle patologie cutanee è essenziale per offrire ai pazienti un'assistenza completa. Il trattamento non deve concentrarsi solo sui sintomi fisici, ma anche sul supporto emotivo, per aiutare i pazienti a ritrovare un'immagine positiva di sé e a gestire meglio l'impatto della loro condizione sulla vita quotidiana.

Approccio olistico al paziente: oltre la pelle

L'approccio olistico al paziente in dermatologia riconosce che ogni individuo è un'entità complessa, in cui corpo, mente e ambiente interagiscono costantemente. Mentre la dermatologia si è tradizionalmente concentrata sul trattamento delle patologie cutanee, una visione olistica va ben oltre la pelle, comprendendo l'impatto emotivo, psicologico, sociale e persino spirituale delle malattie cutanee sull'individuo. Immergiamoci in questo approccio integrato.

Gli esseri umani sono molto più della somma delle loro parti; sono esseri multidimensionali. In dermatologia, l'approccio olistico ci ricorda che dietro ogni patologia cutanea c'è una persona con le sue storie, sfide, speranze e paure.

Dimensione emotiva e psicologica

Come abbiamo esplorato in precedenza, le condizioni della pelle possono avere un impatto profondo sull'autostima, sull'immagine del corpo e sul benessere emotivo. Un approccio olistico riconosce queste sfide e cerca di affrontarle, magari incorporando una terapia cognitivo-comportamentale, tecniche di rilassamento o sessioni con uno psicologo.

La dimensione sociale

La pelle, spesso considerata il nostro 'biglietto da visita', svolge un ruolo nelle nostre interazioni sociali. Le condizioni della pelle possono influenzare il modo in cui una persona interagisce con gli altri, si isola o si sente stigmatizzata. Assumere una visione olistica significa anche sostenere i pazienti nella ricostruzione delle loro relazioni e aiutarli a navigare nel mondo sociale con fiducia.

La dimensione fisica

Al di là dei sintomi cutanei apparenti, è fondamentale capire le cause sottostanti, che a volte possono essere legate ad altre condizioni mediche, a squilibri ormonali o a fattori ambientali. Anche un'alimentazione sana, l'esercizio fisico e un'adeguata cura della pelle fanno parte di questa dimensione.

Dimensione spirituale

Per alcuni, la pelle e la sua condizione possono essere collegate a questioni più profonde di significato, scopo o spiritualità. Rispettare ed esplorare questa dimensione può offrire un ulteriore supporto ad alcuni pazienti, aiutandoli a trovare un significato o un'accettazione nella loro condizione.

La dimensione ambientale

L'ambiente gioca un ruolo essenziale nella salute della pelle. Un approccio olistico considera fattori come l'esposizione al sole, gli allergeni ambientali, la qualità dell'aria e persino i prodotti cosmetici utilizzati.

Un approccio olistico alla dermatologia riconosce il paziente come un tutt'uno. Cerca di trattare non solo la condizione della pelle, ma anche di comprendere e rispondere alle numerose sfide che i pazienti devono affrontare nella loro vita quotidiana. Questo approccio integrato e centrato sul paziente è essenziale per fornire un'assistenza veramente trasformativa e completa.

Fornire un supporto emotivo e consulenza su misura

Il supporto emotivo e la consulenza appropriata sono elementi chiave della cura del paziente, in particolare nel campo della dermatologia. L'aspetto della pelle, in quanto elemento principale dell'identità visiva di una persona, può avere un effetto profondo sul benessere psicologico. Ecco come il supporto emotivo e i consigli appropriati possono essere integrati nell'assistenza al paziente con compassione e professionalità.

Ascolto empatico
Uno dei primi passi per fornire un supporto emotivo è semplicemente ascoltare Il paziente. Dando al paziente lo spazio e il tempo per condividere le sue preoccupazioni, paure e frustrazioni, l'infermiere o il medico stabilisce un rapporto di fiducia.

Convalidare i sentimenti
Le emozioni associate alle condizioni della pelle possono essere complesse. È essenziale convalidare i sentimenti del paziente, riconoscere che le sue preoccupazioni sono legittime e non minimizzare mai le sue esperienze.

Fornire informazioni
L'incertezza e la mancanza di informazioni possono aggravare l'ansia. Fornire informazioni chiare, comprensibili e oneste sulla diagnosi, sul trattamento e sulle aspettative può aiutare a ridurre l'ansia del paziente.

Tecniche di gestione dello stress

Imparare semplici tecniche di gestione dello stress, come la respirazione profonda, la meditazione o il journaling, può fornire un ulteriore supporto emotivo.

Gruppi di sostegno e terapia

Indirizzare i pazienti a gruppi di sostegno specifici per la loro condizione cutanea o a professionisti della salute mentale può fornire loro risorse preziose per gestire le emozioni.

Consigli sulla cura della persona

Oltre ai trattamenti medici, fornire consigli sulla cura della pelle, sulle routine adatte e sui prodotti consigliati può aiutare i pazienti a sentirsi più padroni della loro condizione.

Gestire le aspettative

È essenziale discutere onestamente i risultati attesi dal trattamento. Se un paziente ha aspettative non realistiche, è fondamentale riallinearle per evitare future delusioni.

Formazione continua

La formazione continua degli operatori sanitari sugli aspetti psicologici dei disturbi della pelle può migliorare la qualità dell'assistenza fornita.

La gestione delle patologie cutanee va ben oltre il trattamento fisico. Riconoscere e rispondere alle esigenze emotive dei pazienti è altrettanto fondamentale per garantire un approccio completo ed empatico all'assistenza. Integrando il supporto emotivo e la consulenza personalizzata nel percorso di cura, i professionisti possono aiutare i pazienti a superare le loro sfide con fiducia e speranza.

Capitolo 12

DIVERSITÀ
E CURA SPECIFICA
DELLA PELLE

Differenze e specificità etniche cura della pelle

La pelle, l'organo più grande del nostro corpo, è unica per ognuno di noi e reca tracce delle nostre origini, dell'ereditarietà e della storia. Le caratteristiche della pelle, tra cui il colore, la consistenza e la reattività, variano tra i gruppi etnici, il che può influenzare le condizioni della pelle, la loro diagnosi e il loro trattamento. Ecco perché la comprensione delle differenze etniche e delle specificità della cura della pelle è essenziale per fornire un'assistenza dermatologica appropriata ed efficace.

Caratteristiche della pelle per gruppo etnico

Pigmentazione: Le persone di origine africana, asiatica o latino-americana hanno generalmente una pelle più ricca di melanina, che offre loro una protezione naturale contro i raggi UV del sole. Tuttavia, questo li rende anche più suscettibili ai disturbi della pigmentazione, come l'iperpigmentazione post-infiammatoria.

Struttura e pori: le differenze nella struttura e nella dimensione dei pori possono influenzare la prevalenza di alcune condizioni della pelle. Ad esempio, la pelle asiatica è spesso considerata come quella con pori più fini, il che può influenzare il modo in cui reagisce a determinati trattamenti di bellezza.

Sensibilità: alcuni gruppi etnici possono essere più sensibili a certe condizioni della pelle o reagire in modo diverso ai trattamenti.

Condizioni e trattamenti della pelle per gruppo etnico

Disturbi della pigmentazione: I trattamenti per schiarire le aree iperpigmentate devono essere utilizzati con cautela, per evitare di causare depigmentazione o pigmentazione non uniforme.

Cicatrici: Le persone con la pelle più scura sono talvolta più soggette a cicatrici cheloidi o ipertrofiche.

I trattamenti devono essere adattati per minimizzare questo rischio.

Invecchiamento: il modo in cui la pelle invecchia può variare a seconda del gruppo etnico, con differenze nella comparsa di rughe, lassità cutanea e macchie brune.

Caratteristiche specifiche della cura della pelle

Protezione solare: anche se le pelli più scure hanno una protezione naturale contro i raggi UV, l'uso di una protezione solare rimane essenziale per prevenire il cancro della pelle e i disturbi della pigmentazione.

Prodotti schiarenti: È fondamentale scegliere prodotti formulati per ridurre al minimo le irritazioni e prevenire i disturbi della pigmentazione.

Cura idratante: La pelle nera può spesso apparire 'cinerea' quando è secca. L'uso regolare di creme idratanti adeguate è utile.

Fornire un'assistenza dermatologica adeguata richiede una comprensione approfondita delle differenze etniche e delle specificità della cura della pelle. Gli operatori sanitari devono formarsi continuamente e ascoltare i loro pazienti per soddisfare le loro esigenze uniche e garantire i migliori risultati possibili.

Disturbi della pigmentazione e le preoccupazioni specifiche

I disturbi della pigmentazione comprendono un'ampia gamma di condizioni della pelle caratterizzate da una pigmentazione cutanea anomala. Questi disturbi possono essere il risultato di una produzione aumentata, diminuita o mal distribuita di melanina, il pigmento responsabile della colorazione della pelle, dei capelli e degli occhi. Queste condizioni possono avere un impatto significativo sull'autostima e sulla qualità di vita di una persona, a causa della loro visibilità e della loro natura talvolta permanente.

I principali disturbi della pigmentazione

Melasma: noto anche come "maschera della gravidanza", si tratta di un'iperpigmentazione marrone o grigiastra che compare generalmente sul viso. È comune nelle donne in gravidanza, nelle utilizzatrici di contraccettivi orali e in quelle che assumono una terapia ormonale sostitutiva.

Iperpigmentazione post-infiammatoria (PIH): si **tratta di una** reazione della pelle all'infiammazione o alla lesione, che può seguire condizioni come l'acne, le eruzioni cutanee o le ferite. Può apparire come macchie scure sulla pelle.

Vitiligine: si tratta di un disturbo in cui parti della pelle perdono la loro pigmentazione, formando aree scolorite. Le cause esatte sono ancora oggetto di ricerca, ma sembrano essere coinvolte una predisposizione genetica e una reazione autoimmune.

Lentiggini e lentiggini: queste piccole macchie marroni sono generalmente causate dall'esposizione al sole e sono più comuni nelle persone con la pelle chiara.

Albinismo: si tratta di una condizione genetica che comporta l'assenza totale o parziale di melanina nella pelle, nei capelli e negli occhi.

Problemi specifici legati ai disturbi della pigmentazione

Impatto psicologico: gli individui possono provare sentimenti di imbarazzo, vergogna o mancanza di fiducia in se stessi a causa della visibilità dei disturbi della pigmentazione.

Sensibilità al sole: le aree colpite da condizioni come la vitiligine sono più sensibili al sole, aumentando il rischio di scottature e di cancro alla pelle.

Scelta del trattamento: la scelta del trattamento per i disturbi della pigmentazione deve essere individualizzata e condotta con cautela, in quanto alcuni trattamenti, se non gestiti correttamente, possono aggravare l'iperpigmentazione o causare altri effetti avversi.

Prevenzione: in alcuni casi è possibile una prevenzione attiva. Per esempio, evitare l'eccessiva esposizione al sole può impedire che il melasma peggiori.

I disturbi della pigmentazione, sebbene spesso non siano pericolosi per la vita, possono avere un impatto profondo sul benessere di una persona. L'assistenza olistica, che comprende la valutazione clinica, i trattamenti personalizzati, il supporto psicologico e i consigli sulla prevenzione e sulla cura quotidiana, è essenziale per aiutare i pazienti a gestire queste condizioni e a ritrovare la fiducia in se stessi.

Affrontare la diversità
con sensibilità e abilità

Abbracciare la diversità con sensibilità e competenza non è solo una necessità nel nostro moderno mondo interconnesso, ma anche una virtù. In una società in cui i nostri vicini, colleghi e amici provengono da ambienti diversi, la comprensione e il rispetto delle differenze sono fondamentali per costruire una comunità armoniosa. Ogni individuo porta con sé un mosaico di esperienze, tradizioni e prospettive che arricchiscono l'arazzo collettivo della nostra umanità.

L'essenza della sensibilità alla diversità sta nel riconoscere che ogni persona è unica e ha la propria storia da raccontare. Non si tratta solo del colore della pelle, dell'origine etnica o del credo religioso. Si tratta anche del genere, dell'orientamento sessuale, dell'età, delle capacità fisiche e mentali, dell'istruzione e di tante altre sfaccettature che danno forma alla nostra identità. Adottando un approccio aperto, ponendo domande con curiosità e ascoltando con attenzione, iniziamo a comprendere le esperienze degli altri, a smontare gli stereotipi e a eliminare i pregiudizi.

La competenza, invece, richiede una formazione continua. In un mondo in continua evoluzione, è fondamentale essere proattivi nel ricercare informazioni, frequentare corsi di formazione e partecipare a dialoghi sulla diversità. Questo ci permette non solo di familiarizzare con le diverse culture e tradizioni, ma anche di comprendere le sfide affrontate da alcune comunità. Questa abilità ci aiuta a interagire in modo più rispettoso ed efficace con persone di diversa provenienza.

Ma affrontare la diversità con sensibilità e competenza va oltre la semplice interazione personale. Si estende anche ai nostri luoghi di lavoro, alle nostre scuole e alle nostre comunità. Creando ambienti inclusivi, promuovendo la diversità e offrendo pari opportunità a tutti, costruiamo strutture solide che riflettono la ricca diversità della nostra società. In definitiva, la sensibilità alla diversità e la competenza non sono solo qualità individuali, ma anche i pilastri su cui si costruisce una società equilibrata, equa e prospera.

Capitolo 13

TECNOLOGIA IN DERMATOLOGIA

I più recenti strumenti diagnostici

La dermatologia, come molte branche della medicina, ha subito una notevole evoluzione in termini di strumenti diagnostici negli ultimi decenni. I progressi tecnologici hanno permesso di migliorare l'accuratezza diagnostica, offrire soluzioni non invasive e ottimizzare la gestione del paziente. In uno stile fluido, esploriamo alcuni dei più recenti strumenti diagnostici in dermatologia.

Il **dermatoscopio** è diventato un must per molti dermatologi. Si tratta di un dispositivo ottico che consente di esaminare la pelle su scala ingrandita. Grazie alla dermatoscopia, i medici possono identificare strutture cutanee invisibili a occhio nudo, migliorando la diagnosi precoce del melanoma e di altri tumori della pelle.

Un altro salto tecnologico è stato l'implementazione della **tomografia a coerenza ottica (OCT)**. Questa tecnica offre immagini trasversali della pelle, fornendo dettagli simili a quelli di una biopsia microscopica, ma senza la necessità di un intervento chirurgico. L'OCT è particolarmente utile per monitorare la progressione della malattia e l'efficacia dei trattamenti.

L'imaging multispettrale è un metodo innovativo che utilizza diverse lunghezze d'onda della luce per esaminare la pelle. È in grado di rilevare i cambiamenti nei tessuti molto prima che diventino visibili a occhio nudo, aiutando così nella diagnosi precoce di varie condizioni della pelle.

La spettroscopia Raman è una tecnica emergente che analizza le vibrazioni molecolari per ottenere informazioni sulla composizione biochimica dei tessuti. Sebbene sia ancora in fase di sviluppo, potrebbe rivoluzionare la diagnosi di malattie come il cancro della pelle.

Infine, l'**intelligenza artificiale** (AI) e l'apprendimento automatico stanno iniziando a svolgere un ruolo nella dermatologia. Combinando vasti database di immagini della pelle con potenti algoritmi, l'AI può aiutare a identificare le malattie con una precisione a volte pari o superiore a quella degli esperti umani. Sebbene questa tecnologia sia ancora agli inizi in dermatologia, il suo potenziale è innegabile.

Gli strumenti diagnostici in dermatologia hanno fatto molta strada, offrendo agli operatori sanitari modi più accurati, rapidi e non invasivi per esaminare e trattare le condizioni della pelle. Con la continua evoluzione della tecnologia, possiamo aspettarci che questi strumenti diventino ancora più sofisticati, trasformando il modo in cui affrontiamo la salute della pelle.

Telemedicina e consulenza a distanza

La telemedicina, la fusione di tecnologia e medicina, è diventata un pilastro essenziale del panorama medico moderno. In particolare, nel contesto della dermatologia, la consultazione a distanza ha aperto nuove strade per l'erogazione delle cure. Affrontiamo questo argomento in modo fluido, evidenziando la crescente importanza della telemedicina e della consulenza a distanza in dermatologia.

Immagini un mondo in cui, di fronte a un'eruzione cutanea preoccupante o a un neo che cambia, non debba aspettare settimane per un appuntamento di persona. Grazie alla telemedicina, questo mondo è oggi la nostra realtà. Con una semplice foto o una breve videoconferenza, può avere uno scambio diretto con il suo dermatologo, beneficiando di una diagnosi rapida e spesso accurata.

La telemedicina non risponde solo all'esigenza di comodità, ma anche di accessibilità. Per chi vive in aree remote o ha difficoltà a viaggiare, le consultazioni a distanza sono un'ancora di salvezza. Questo metodo di fornire assistenza medica elimina le barriere geografiche, rendendo la dermatologia accessibile a tutti, indipendentemente dal luogo di residenza.

L'efficacia della telemedicina in dermatologia è rafforzata dalla natura visiva della specialità. Un'immagine spesso vale più di mille parole, soprattutto quando si tratta di problemi della pelle. I dermatologi possono valutare, diagnosticare e persino prescrivere trattamenti sulla base di immagini o video ad alta risoluzione in tempo reale, riducendo in molti casi la necessità di consultazioni faccia a faccia.

Tuttavia, la telemedicina presenta anche delle sfide. L'assenza di un esame fisico diretto può talvolta limitare la diagnosi. Inoltre, le preoccupazioni sulla riservatezza del paziente e sulla sicurezza dei dati richiedono un'attenzione costante per garantire che le piattaforme di telemedicina siano sicure e conformi.
Nonostante queste sfide, il futuro della telemedicina in dermatologia sembra promettente. Con la continua evoluzione della tecnologia, la formazione adeguata degli operatori sanitari e le normative ben ponderate, la telemedicina è destinata a rivoluzionare il modo in cui vengono erogate le cure dermatologiche.

La telemedicina e la consultazione a distanza hanno trasformato la dermatologia, rendendola più accessibile e conveniente per i pazienti di tutto il mondo. Questa modalità di assistenza continua a fiorire e sta ridefinendo la nostra percezione dell'assistenza medica, dimostrando che a volte l'assistenza ottimale può essere fornita anche a chilometri di distanza.

Gestione elettronica dei file e il coordinamento delle cure

L'avvento dell'era digitale ha portato una trasformazione radicale nel settore medico, in particolare con l'implementazione della gestione della cartella clinica elettronica. Al centro di questa evoluzione c'è l'ambizione di offrire un'assistenza migliore, più coerente e più efficace a tutti i pazienti. In dermatologia, come in altre specialità mediche, questa transizione alla tecnologia digitale ha avuto un impatto profondo, facilitando non solo la gestione delle cartelle cliniche, ma anche il coordinamento delle cure.

La gestione elettronica delle cartelle cliniche ha messo fine alle pile di documenti cartacei, alle note scritte a mano spesso illeggibili e ai pesanti schedari che un tempo caratterizzavano gli studi medici. Al contrario, medici, infermieri e altri operatori sanitari possono ora accedere a cartelle cliniche complete, chiaramente organizzate e regolarmente aggiornate con pochi clic. Queste cartelle elettroniche, contenenti immagini, rapporti di laboratorio e anamnesi, diventano strumenti preziosi per la diagnosi, il follow-up e il trattamento.

Ma oltre alla semplice gestione delle cartelle cliniche, questi sistemi elettronici svolgono un ruolo cruciale nel coordinamento delle cure. Prendiamo, ad esempio, un paziente affetto da psoriasi che necessita di cure sia dermatologiche che reumatologiche. Grazie a una cartella clinica condivisa elettronicamente, i medici di diverse specialità possono collaborare più strettamente, assicurando che il paziente riceva un'assistenza completa e coerente. Possono discutere i trattamenti, scambiare informazioni rilevanti e garantire che il paziente riceva un'assistenza ottimale in ogni fase del suo trattamento.

Inoltre, questi sistemi incoraggiano la comunicazione diretta con i pazienti. I portali per i pazienti, ad esempio, consentono alle persone di accedere alle proprie cartelle cliniche, di prenotare appuntamenti online e persino di porre domande ai loro assistenti. Questo approccio incentrato sul paziente crea fiducia, migliora la comprensione e incoraggia una maggiore aderenza al trattamento.

Tuttavia, come ogni innovazione, la gestione elettronica dei documenti presenta anche delle sfide. I problemi di sicurezza e riservatezza sono in primo piano e richiedono protocolli rigorosi per proteggere le informazioni sensibili. Inoltre, la necessità di una formazione continua per il personale e l'adattamento ai nuovi sistemi possono rappresentare degli ostacoli iniziali.

La gestione elettronica dei casi e il coordinamento delle cure hanno ridefinito la moderna pratica dermatologica. Sebbene si tratti ancora di un lavoro in corso, questa rivoluzione digitale promette continui miglioramenti nella qualità delle cure, una maggiore collaborazione tra gli operatori sanitari e un rapporto paziente-assistito ancora più forte. In questo panorama in costante evoluzione, l'obiettivo rimane invariato: offrire la migliore assistenza possibile a ogni paziente.

Capitolo 14

PREVENZIONE ED EDUCAZIONE

Sensibilizzazione sui pericoli del sole e protezione solare

Il sole, quell'eterna palla di fuoco che brilla nel cielo, è sempre stato associato alla vita, al calore e alla luce. Lo ammiriamo, ci crogioliamo in esso, eppure, come tutte le cose belle, ha un lato negativo. In dermatologia, la sensibilizzazione sui pericoli del sole e l'importanza della protezione solare sono argomenti cruciali che meritano un'attenzione costante.

Il sole emette una varietà di raggi, compresi i raggi ultravioletti (UV) che, sebbene siano invisibili ad occhio nudo, hanno un effetto profondo sulla nostra pelle. L'esposizione ripetuta e non protetta ai raggi UV può danneggiare il DNA della pelle, accelerarne l'invecchiamento e, soprattutto, aumentare il rischio di tumori cutanei come il melanoma. Ogni anno vengono diagnosticati migliaia di nuovi casi di cancro della pelle, molti dei quali sono direttamente collegati alla sovraesposizione al sole senza un'adeguata protezione.

Ma come, in una società che pubblicizza la carnagione abbronzata come simbolo di salute e bellezza, possiamo sensibilizzare in modo efficace su questi pericoli? Innanzitutto, è una questione di educazione. È essenziale insegnare alle persone i potenziali effetti nocivi del sole fin dalla più tenera età. Le scuole, i media e le campagne di salute pubblica possono svolgere un ruolo decisivo nella sensibilizzazione.

Allo stesso tempo, la protezione solare non deve essere vista come una costrizione, ma come un rituale quotidiano, come lavarsi i denti o lavarsi le mani. L'uso regolare di creme solari ad ampio spettro con un fattore di protezione solare (SPF) adatto al suo tipo di pelle e alle condizioni del sole è essenziale. Si consiglia inoltre di indossare indumenti protettivi, cappelli a tesa larga e occhiali da sole, e di evitare l'esposizione diretta durante le ore in cui il sole è più forte.

È anche importante sfatare alcuni miti. L'abbronzatura non è un segno di pelle sana; in realtà è la risposta della pelle all'attacco dei raggi UV. Allo stesso modo, la pelle abbronzata non offre una protezione sufficiente contro i pericoli del sole. Ogni scottatura, ogni sessione di abbronzatura intensiva, si accumula e aumenta il rischio di effetti dannosi a lungo termine.

Il sole, sebbene sia una fonte di vita, porta con sé anche dei pericoli che non devono essere trascurati. Una maggiore consapevolezza dei rischi associati all'esposizione non protetta, unita ad abitudini rigorose di protezione solare, può salvare delle vite. Dopo tutto, il modo migliore per godersi il sole è farlo in sicurezza, con consapevolezza e rispetto per questa potente forza della natura.

Autoesame della pelle e la diagnosi precoce

La pelle, quella vasta distesa che avvolge il nostro corpo, è molto più di una barriera protettiva. Racconta la nostra storia, rivela le nostre esperienze e a volte segnala silenziosamente cambiamenti che potrebbero avere serie implicazioni per la nostra salute. L'autoesame della pelle e la diagnosi precoce delle anomalie cutanee si stanno rivelando strumenti potenti per la prevenzione e il trattamento delle malattie della pelle, compreso il cancro.

Ogni giorno, la nostra pelle è esposta a una moltitudine di fattori ambientali, dal sole e dal vento agli agenti inquinanti. Nel tempo, questi fattori possono indurre cambiamenti, a volte impercettibili, a volte più marcati. E mentre la maggior parte di questi cambiamenti è innocua, alcuni possono essere i primi segni di condizioni più gravi. L'autoesame regolare della pelle permette di individuare precocemente questi cambiamenti, aumentando le possibilità di un trattamento di successo.

L'autoesame è un rituale semplice, ma richiede rigore e attenzione. Si tratta di mettersi davanti a uno specchio, preferibilmente alla luce naturale, e di ispezionare ogni centimetro quadrato della sua pelle, dalla testa ai piedi. È fondamentale prestare attenzione alla comparsa di nuove macchie, ai cambiamenti nell'aspetto o nelle dimensioni dei nei esistenti o a qualsiasi lesione che non guarisce. Ogni dettaglio è importante, perché il più piccolo cambiamento può essere rivelatore.

È inoltre fondamentale conoscere il proprio tipo di pelle e la sua storia. La pelle chiara, ad esempio, è generalmente più soggetta ai danni del sole e quindi al cancro della pelle. Allo stesso modo, una storia familiare di cancro della pelle può aumentare il rischio di una persona. Queste informazioni possono aiutare a focalizzare l'attenzione durante gli autoesami.

Ma perché è così importante individuare precocemente questi cambiamenti? Perché nel mondo della dermatologia, il tempo è fondamentale. Quanto prima viene rilevata un'anomalia, tanto maggiori sono le possibilità di trattamento e di cura. Prendiamo ad esempio il melanoma, uno dei tumori della pelle più aggressivi. Se individuato in fase iniziale, il tasso di sopravvivenza a cinque anni è superiore al 90%. Tuttavia, se la diagnosi viene fatta in ritardo, questo tasso può diminuire drasticamente.

L'autoesame della pelle è un atto di responsabilizzazione, un modo proattivo di prendere il controllo della nostra salute. Ci ricorda che la nostra pelle, con tutta la sua complessità e bellezza, ha bisogno della nostra attenzione e cura. Ascoltando ciò che la nostra pelle ha da dirci, individuando anche i segnali più discreti, ci diamo la migliore possibilità di vivere una vita sana, bella e soddisfatta.

Educazione del paziente
sulla cura quotidiana della pelle

La pelle è l'organo più grande del corpo umano e, sebbene possa spesso sembrare resistente e autosufficiente, richiede cure e attenzioni regolari per mantenere la sua salute e vitalità. Educare i pazienti alla cura quotidiana della pelle non è solo una questione di estetica; è innanzitutto un approccio proattivo per mantenere la salute della pelle, prevenire i disturbi cutanei e ottimizzare la sua funzione protettiva.

Quando si parla di cura della pelle, la prima cosa che spesso viene in mente è una routine di bellezza, con le sue lozioni e pozioni. Ma la cura della pelle è molto di più di creme e sieri. Si tratta di un approccio olistico che comprende protezione, nutrizione e rinnovamento della pelle.

Proteggere la pelle è essenziale, soprattutto di fronte alle aggressioni esterne. Ciò include la protezione dai raggi UV del sole, che possono causare danni irreversibili alla pelle, accelerare l'invecchiamento cutaneo e aumentare il rischio di tumori della pelle. Educare i pazienti sull'importanza di applicare una crema solare ad ampio spettro ogni giorno, anche nelle giornate nuvolose, è fondamentale. Allo stesso modo, è importante sensibilizzare sugli effetti nocivi degli agenti inquinanti, del tabacco e di altri fattori ambientali, consigliando metodi di protezione adeguati.

La nutrizione della pelle è altrettanto importante. Una pelle ben idratata è luminosa, elastica e resistente. Informare i pazienti sull'importanza dell'idratazione, sia applicando prodotti idratanti adeguati che bevendo acqua a sufficienza, è un passo fondamentale. Inoltre, la promozione di una dieta equilibrata ricca di antiossidanti, vitamine e minerali aiuta a nutrire la pelle dall'interno, rendendola più resistente di fronte alle sfide quotidiane.

Infine, la pelle, come qualsiasi organo vivente, ha un ciclo di vita. Incoraggiare routine di esfoliazione delicata per eliminare le cellule morte e promuovere il rinnovamento cellulare è essenziale. Educare le persone sull'importanza di una cura della pelle personalizzata in base ai diversi tipi di pelle e alle diverse condizioni, dalla pelle grassa alla pelle sensibile, assicura una cura personalizzata.

Educare i pazienti alla cura quotidiana della pelle significa dare loro gli strumenti per prendere in mano la salute della loro pelle, per proteggerla, nutrirla e rinnovarla. È un viaggio verso una salute migliore, una maggiore fiducia in se stessi e, inevitabilmente, una migliore qualità di vita.

Capitolo 15

ASPETTI AMMINISTRATIVI E GESTIONALI

Coordinamento delle cure
e gestione degli appuntamenti

Il coordinamento delle cure e la gestione degli appuntamenti sono anelli essenziali nella catena dell'assistenza medica, in particolare in un campo così vasto e dinamico come la dermatologia. Che si tratti di un consulto iniziale, di un follow-up regolare o di un trattamento specialistico, una gestione efficiente di questi elementi assicura non solo che i processi si svolgano senza intoppi, ma anche che i pazienti ricevano un'assistenza migliore.

Nel cuore del sistema sanitario, gli appuntamenti sono come il battito di un polso, che scandisce il ritmo della vita clinica. Tuttavia, la gestione di questi appuntamenti non è così semplice come spuntare una casella su un calendario. Si tratta di destreggiarsi tra emergenze, follow-up, procedure invasive, semplici consultazioni e molto altro, avendo cura di rispettare i vincoli di tempo sia dei pazienti che degli operatori sanitari.

Il coordinamento delle cure, nel frattempo, è una danza complessa che coinvolge più parti interessate. In dermatologia, questo può significare lavorare fianco a fianco con chirurghi plastici, oncologi, allergologi, infermieri specializzati e molti altri specialisti. Questo coordinamento è essenziale per garantire che ogni paziente riceva la cura giusta, al momento giusto, dallo specialista giusto. Si tratta di un delicato gioco di equilibri, in cui la comunicazione è fondamentale.

L'avvento della tecnologia moderna ha reso molto più facile la gestione degli appuntamenti e il coordinamento delle cure. I sistemi elettronici di gestione delle cartelle cliniche forniscono una panoramica della storia medica, dei prossimi appuntamenti e dei trattamenti in corso. Inoltre, con la telemedicina in aumento, le consultazioni a distanza sono diventate una realtà, offrendo una flessibilità senza precedenti.

Tuttavia, le competenze umane sono più importanti della tecnologia. La capacità di ascoltare, comprendere e anticipare le esigenze dei pazienti è inestimabile. Ogni paziente è unico, con le sue preoccupazioni, le sue esigenze e la sua storia medica. Garantire un coordinamento fluido delle cure e una gestione efficiente degli appuntamenti significa riconoscere e rispettare questa unicità.

Il coordinamento delle cure e la gestione degli appuntamenti non sono semplici compiti amministrativi. Sono al centro dell'esperienza del paziente e influenzano direttamente la qualità dell'assistenza, la soddisfazione del paziente e, in ultima analisi, i risultati sanitari. Nel mondo complesso e in continua evoluzione della dermatologia, questi elementi giocano un ruolo fondamentale nel garantire che ogni paziente riceva un'assistenza tempestiva, appropriata e ben coordinata.

Aspetti finanziari e assicurazione

Navigare nelle acque tumultuose delle finanze e delle assicurazioni nel settore medico, e in particolare in quello dermatologico, è una sfida che molti pazienti e professionisti della sanità incontrano. La dermatologia, con la sua ampia gamma di procedure, dai trattamenti necessari dal punto di vista medico alle procedure cosmetiche elettive, presenta un mosaico di considerazioni finanziarie che richiedono una comprensione approfondita e una gestione attenta.

La realtà è che le cure mediche sono costose. Che si tratti di consultazioni di routine, interventi chirurgici o trattamenti specialistici, c'è sempre un costo associato. Per molti, l'assicurazione alleggerisce questo onere, ma comporta una serie di complicazioni e dettagli da considerare.

Il primo passo per i pazienti è spesso quello di capire esattamente cosa copre la loro assicurazione. Non tutte le polizze assicurative sono uguali. Alcune possono coprire le consultazioni dermatologiche di routine, mentre altre possono escludere procedure specifiche o coprirle solo parzialmente. Inoltre, la distinzione tra i trattamenti "medicalmente necessari" e le procedure "cosmetiche" o "estetiche" può essere spesso confusa, portando a sorprese inaspettate al momento della fatturazione.

Dal punto di vista del professionista sanitario, la padronanza degli aspetti finanziari è altrettanto cruciale. Ciò comporta non solo la comprensione dei costi operativi, ma anche una conoscenza approfondita dei diversi schemi assicurativi, dei codici di fatturazione e delle procedure di rimborso. Una cattiva gestione o la mancanza di conoscenza di questi elementi può portare a ritardi nei pagamenti, al rifiuto della copertura o addirittura a controversie legali.

In questo contesto complesso, la trasparenza è fondamentale. I pazienti hanno il diritto di conoscere in anticipo i costi associati alle loro cure. Una comunicazione aperta tra il paziente e l'operatore sanitario, in cui si discutono chiaramente i costi, le opzioni terapeutiche e i dettagli assicurativi, può aiutare a evitare confusione o frustrazione in futuro.

Inoltre, con il panorama sanitario e assicurativo in rapida evoluzione, è essenziale tenersi aggiornati sulle ultime tendenze, normative e opzioni disponibili. Gli operatori sanitari possono prendere in considerazione una formazione specifica o dei workshop per tenersi aggiornati, mentre i pazienti possono beneficiare di risorse educative o di consulenze con specialisti finanziari o assicurativi.

Anche se gli aspetti finanziari e assicurativi della dermatologia possono sembrare scoraggianti, con una comprensione approfondita, una comunicazione trasparente e una gestione proattiva, possono essere affrontati con successo. Dopo tutto, l'obiettivo finale è garantire che i pazienti ricevano le migliori cure possibili, indipendentemente dalle sfide finanziarie.

Gestione delle forniture, attrezzature e farmaci

La gestione di forniture, attrezzature e farmaci è una componente cruciale della gestione quotidiana di qualsiasi unità di dermatologia. Che si tratti di una grande clinica ospedaliera, di un piccolo studio privato o di un centro di ricerca, l'efficienza con cui vengono gestiti questi elementi può influenzare notevolmente la qualità delle cure, la produttività e persino la sicurezza del paziente.

Nel campo della dermatologia, la diversità delle procedure e dei trattamenti richiede un'ampia gamma di forniture, attrezzature specialistiche e farmaci. Questa diversità, pur consentendo un'assistenza medica personalizzata ed efficace, richiede anche una gestione meticolosa per garantire la continuità delle cure.

Le forniture comprendono tutto, da guanti e bende a strumenti chirurgici specifici. La loro gestione richiede un regolare inventario per garantire che non ci siano scorte, soprattutto per gli articoli usati di frequente. Anche i controlli di qualità regolari sono essenziali per garantire che le forniture rimangano sterili e in buone condizioni.

Le apparecchiature dermatologiche possono essere elementari come una lampada di ingrandimento o avanzate come un dispositivo di fototerapia o un laser dermatologico. La manutenzione preventiva è fondamentale in questo caso. Un'apparecchiatura difettosa o mal calibrata può non solo compromettere l'assistenza, ma anche rappresentare un rischio per il paziente. Inoltre, con il progredire della tecnologia, è importante tenersi aggiornati sulle ultime innovazioni e, se necessario, considerare aggiornamenti o sostituzioni.

I farmaci utilizzati in dermatologia vanno dalle creme topiche agli agenti biologici avanzati. La gestione dei farmaci implica la garanzia che siano conservati correttamente, che non superino la data di scadenza e che siano dispensati in modo accurato. Con la costante comparsa di nuovi farmaci e terapie, spesso è necessaria una formazione continua del personale per garantire un uso sicuro ed efficace.

Oltre alla semplice gestione delle scorte, c'è la questione del coordinamento con i fornitori e i produttori. Stabilire relazioni solide con queste parti interessate può facilitare gli ordini, le consegne e persino la negoziazione dei prezzi.

Un altro aspetto cruciale è la formazione e la consapevolezza del personale. Ogni membro del team deve essere consapevole dell'importanza di una corretta gestione delle risorse e sapere come utilizzare e mantenere correttamente le forniture e le attrezzature.

Una gestione efficace di forniture, attrezzature e farmaci in dermatologia non è solo una questione di efficienza operativa. È un elemento essenziale per garantire la qualità delle cure, la sicurezza del paziente e la soddisfazione del personale. Nel ritmo veloce della medicina moderna, questi dettagli possono sembrare secondari, ma il loro impatto sul paziente e sul sistema sanitario nel suo complesso è tutt'altro che trascurabile.

Capitolo 16

DERMATOLOGIA E PATOLOGIE SISTEMICHE

Manifestazioni cutanee malattie interne

Le manifestazioni cutanee delle malattie interne illustrano la complessità del corpo umano e il modo in cui i suoi diversi sistemi sono inestricabilmente collegati. La pelle, spesso descritta come uno specchio dello stato generale dell'organismo, può riflettere squilibri o problemi che si verificano in parti distanti del corpo. Queste manifestazioni dermatologiche possono essere la prima indicazione di una malattia interna, talvolta grave, che richiede un intervento medico.

Le malattie autoimmuni come il lupus eritematoso sistemico possono causare eruzioni malari o discoidi. La dermatomiosite, invece, si manifesta spesso con eruzioni cutanee violacee sulle palpebre e chiazze ruvide sulle articolazioni.

Le malattie epatiche possono portare a una serie di manifestazioni cutanee. La cirrosi, ad esempio, può causare "vene a ragno" (teleangectasie), ittero o prurito. Allo stesso modo, l'emocromatosi, un sovraccarico di ferro, può dare alla pelle una tonalità bronzea.

Le malattie renali, in particolare l'insufficienza renale, possono provocare pallore a causa dell'anemia, colorazione giallo pallido o xerosi (pelle secca).

Anche gli **squilibri endocrini** giocano un ruolo nelle manifestazioni cutanee. Il mixedema, dovuto all'ipotiroidismo, provoca una pelle secca, fredda ed edematosa. L'ipertiroidismo, invece, può provocare una pelle calda e umida. Il diabete mellito può causare infezioni cutanee, ulcere diabetiche o xantomi eruttivi.

Le condizioni polmonari come la cianosi, dovuta a insufficienza cardiaca o polmonare, si manifestano con una colorazione bluastra della pelle, in particolare intorno alle labbra e alle unghie.

Le malattie gastrointestinali, come la celiachia, possono portare a sintomi come la dermatite erpetiforme, caratterizzata da vesciche intense e pruriginose, di solito sui gomiti, sulle ginocchia e sui glutei.

Infezioni come la sifilide secondaria possono causare eruzioni cutanee sui palmi delle mani e sulle piante dei piedi, mentre l'endocardite infettiva può causare noduli di Osler o macchie di Janeway.

La diagnosi precoce di queste manifestazioni cutanee può essere fondamentale per diagnosticare la malattia interna sottostante. Ciò richiede un approccio interdisciplinare alla medicina, in cui i dermatologi lavorano a stretto contatto con altri specialisti per garantire un'assistenza completa al paziente. Comprendere le interconnessioni tra la pelle e gli organi interni è essenziale per una pratica medica efficace, in quanto ci permette di guardare oltre i sintomi isolati e di comprendere il paziente nel suo insieme.

L'infermiera e la malattia autoimmune con sintomi dermatologici

L'infermiere che si occupa di malattie autoimmuni con manifestazioni dermatologiche è spesso il primo professionista sanitario che interagisce da vicino con il paziente nelle diverse fasi della malattia. Queste malattie, in cui il sistema immunitario dell'organismo attacca i propri tessuti, possono causare una varietà di sintomi dermatologici, che vanno da lievi eruzioni cutanee a lesioni gravi e debilitanti.

Primi segni e diagnosi
Durante le prime consultazioni, gli infermieri devono ascoltare le preoccupazioni dei pazienti ed essere in grado di identificare le manifestazioni cutanee tipiche delle malattie autoimmuni. I sintomi variano, ma possono includere eruzioni cutanee, chiazze rosse o violacee, ulcere o vesciche. L'osservazione attenta e la documentazione di questi segni aiutano a guidare il dermatologo o il reumatologo verso una diagnosi precisa.

Educazione del paziente

Una volta effettuata la diagnosi, l'infermiere svolge un ruolo essenziale nell'educazione del paziente. Questo include la spiegazione delle cause e della natura della malattia, dei trattamenti disponibili e di come gestire i sintomi giorno per giorno. L'infermiere insegna anche al paziente come prendersi cura della pelle a casa, compresa l'applicazione di farmaci topici e la cura delle ferite aperte.

Gestione del trattamento

La gestione delle malattie autoimmuni con manifestazioni dermatologiche può richiedere una combinazione di farmaci orali, topici e talvolta iniettabili. Gli infermieri sono spesso responsabili della gestione di questi trattamenti, sia per la somministrazione di iniezioni, sia per il monitoraggio degli effetti collaterali o per il follow-up con altri specialisti.

Supporto psicologico

Le manifestazioni cutanee delle malattie autoimmuni possono avere un impatto significativo sull'autostima e sulla qualità di vita dei pazienti. Gli infermieri devono quindi essere sensibili alle esigenze emotive dei pazienti, offrendo ascolto, consigli pratici e, se necessario, rinviando a risorse di supporto psicologico o a gruppi di sostegno.

Coordinamento con altri professionisti sanitari

Gli infermieri lavorano spesso a stretto contatto con un team multidisciplinare. Questo può includere dermatologi, reumatologi, psicologi, nutrizionisti e altri specialisti. Il coordinamento delle cure tra questi diversi professionisti è essenziale per garantire un'assistenza completa ed efficace al paziente.

Quando si tratta di malattie autoimmuni con manifestazioni dermatologiche, l'infermiere occupa una posizione centrale, fungendo da ponte tra il paziente e il resto del team medico. La capacità dell'infermiere di offrire un'assistenza attenta, educativa e olistica è fondamentale per il benessere generale del paziente.

Collaborazione con altre specialità per un monitoraggio integrato

La collaborazione tra gli infermieri di dermatologia e altre specialità mediche è essenziale per fornire ai pazienti un'assistenza integrata e olistica. Questo approccio multidisciplinare fornisce un'assistenza completa, assicurando che tutti gli aspetti della salute del paziente siano considerati e trattati in modo appropriato.

Scambio di informazioni
Una comunicazione fluida tra l'infermiere di dermatologia e gli altri professionisti sanitari è la chiave per comprendere l'intera gamma di problemi del paziente. Lo scambio regolare di rapporti medici, osservazioni e raccomandazioni tra gli specialisti assicura che tutti abbiano le informazioni più aggiornate.

Riunioni multidisciplinari
L'organizzazione di incontri regolari tra le diverse specialità mediche coinvolte nella cura di un determinato paziente consente di elaborare un piano di cura coerente. Questi incontri offrono l'opportunità di discutere i progressi del paziente e gli aggiustamenti terapeutici, e di garantire che tutti gli aspetti della salute del paziente siano presi in considerazione.

Orientamento verso altre specialità
L'infermiere di dermatologia deve essere ben informato sulle capacità e le competenze di altri specialisti. In questo modo, quando vengono identificati problemi di salute sottostanti o concomitanti, è possibile effettuare un rapido rinvio allo specialista appropriato.

Educazione del paziente
Gli infermieri svolgono anche un ruolo essenziale nell'educare i pazienti su come le varie specialità mediche interagiscono per il loro benessere. Comprendendo il ruolo di ogni specialista e il modo in cui lavorano insieme, i

pazienti possono impegnarsi meglio nel loro processo di cura.

Formazione continua

Per garantire una collaborazione efficace, è importante che gli infermieri di dermatologia partecipino alla formazione continua, non solo nel loro campo specifico, ma anche in aree correlate. Ciò consente loro di tenersi aggiornati sugli ultimi progressi delle altre specialità e di migliorare il coordinamento delle cure.

Casi speciali: malattie sistemiche

Nel caso di malattie con manifestazioni cutanee ma anche altri sintomi sistemici, la collaborazione è ancora più cruciale. Ad esempio, il lupus può colpire non solo la pelle, ma anche i reni, il cuore e i polmoni. In questi casi, l'infermiere di dermatologia deve lavorare a stretto contatto con nefrologi, cardiologi, pneumologi e altri specialisti per garantire un'assistenza completa.

La collaborazione tra l'infermiere di dermatologia e le altre specialità è essenziale per fornire un'assistenza integrata e completa ai pazienti. Richiede una comunicazione aperta, una formazione continua e un impegno per il benessere generale del paziente.

Capitolo 17

INFEZIONI DELLA PELLE E LE MALATTIE TROPICALI

Riconoscimento Infezioni comuni e rare

Riconoscere e trattare efficacemente le infezioni cutanee, comuni o rare, è essenziale per il ruolo dell'infermiere di dermatologia. Le infezioni cutanee possono essere di origine batterica, virale, fungina o parassitaria e la loro gestione varia a seconda della loro natura e gravità.

Infezioni comuni

- **Impetigine**: infezione batterica superficiale spesso causata da stafilococco o streptococco, sotto forma di chiazze rosse trasudanti che si sviluppano in croste dorate.

- **Foruncoli e carbuncoli**: queste infezioni purulente profonde sono causate principalmente dallo stafilococco aureo. Assumono la forma di ascessi dolorosi.

- **Micosi cutanee**: sono causate da funghi. Le aree più comunemente colpite sono i piedi (piede d'atleta), l'inguine (eczema marginale di Hebra) e il cuoio capelluto.

- **Verruche**: causate dal papillomavirus umano (HPV), sono contagiose e possono comparire su qualsiasi parte del corpo.

- **Herpes**: Questa infezione virale è caratterizzata da vesciche dolorose, soprattutto sulle labbra (herpes labialis) o sui genitali.

Infezioni rare

- **Sifilide**: questa malattia a trasmissione sessuale causata dal batterio *Treponema pallidum* può portare a lesioni cutanee specifiche nelle sue varie fasi.

- **Leishmaniosi cutanea**: causata da un parassita trasmesso dalla puntura di una mosca della sabbia, provoca ulcere cutanee che guariscono lentamente.

- **Sporotricosi**: un'infezione fungina profonda che può causare noduli e ulcerazioni lungo il sistema linfatico.

Pian: malattia tropicale causata dal batterio *Treponema pertenue*, si manifesta con noduli e ulcere.

Per ogni infezione, l'infermiere dermatologo deve conoscere i segni e i sintomi specifici, i metodi diagnostici appropriati e i trattamenti raccomandati. Inoltre, è fondamentale educare i pazienti alla prevenzione, soprattutto per le infezioni contagiose.

Gli infermieri devono anche tenersi aggiornati sulle nuove ricerche e sui progressi terapeutici nel campo delle infezioni cutanee, poiché i patogeni si evolvono e possono emergere nuovi ceppi, che richiedono approcci terapeutici appropriati.

Approccio alle malattie della pelle legato ai viaggi e alla geografia

L'influenza dei viaggi e della geografia sulla salute della pelle è un argomento affascinante ed essenziale per la pratica infermieristica dermatologica. Con la globalizzazione e il numero crescente di persone che viaggiano da un continente all'altro, le malattie della pelle che un tempo erano limitate a regioni specifiche, oggi vengono riscontrate in aree dove prima erano sconosciute.

L'influenza del clima

Climi secchi e desertici: queste aree possono portare a disidratazione della pelle, scottature, screpolature e persino lesioni causate dal vento e dalla sabbia.

Climi umidi e tropicali: queste regioni sono soggette a infezioni fungine come la tigna o il piede d'atleta, e a infezioni parassitarie come la leishmaniosi o la scabbia.

Malattie endemiche per regione

Africa: malattie come lo yaws, la tripanosomiasi (malattia del sonno) e varie forme di leishmaniosi.

127

- **Asia**: oltre ad alcune infezioni fungine e batteriche specifiche, la lebbra, sebbene sempre più rara, è ancora presente in alcune regioni.
- **Sud e Centro America**: alcune regioni ospitano malattie come la leishmaniosi, la malattia di Chagas e altre infezioni parassitarie.
- **Oceania**: in alcune regioni del Pacifico, malattie come la filariasi linfatica possono causare disturbi della pelle.

Precauzioni per i viaggiatori

- **Vaccinazioni** : Prima di viaggiare, è fondamentale informarsi sulle vaccinazioni necessarie per prevenire alcune malattie cutanee o sistemiche con manifestazioni cutanee.
- **Protezione dagli insetti**: In molte regioni, zanzare, zecche e altri insetti possono trasmettere malattie della pelle. Si raccomanda l'uso di repellenti e zanzariere.
- **Consigli sull'igiene**: i viaggiatori devono essere informati dell'importanza di mantenere una buona igiene, lavando regolarmente i vestiti e proteggendosi dall'esposizione diretta all'acqua dolce in alcune regioni a rischio di schistosomiasi, per esempio.

La formazione continua e la conoscenza aggiornata delle malattie della pelle legate ai viaggi sono essenziali per gli infermieri di dermatologia. Questo non solo permette loro di fare una diagnosi corretta, ma li aiuta anche a consigliare efficacemente i pazienti prima e dopo i loro viaggi, garantendo così una migliore salute della pelle e la prevenzione delle malattie.

Prevenzione e consigli per i viaggiatori

Viaggiare è un'esperienza arricchente che apre gli orizzonti e incoraggia la scoperta di nuove culture. Tuttavia, è essenziale prendere alcune precauzioni per proteggere la sua salute, in particolare quella della pelle. Gli infermieri di dermatologia, grazie alla loro esperienza, svolgono un ruolo cruciale nella sensibilizzazione e nella preparazione dei viaggiatori.

1. Preparazione prima della partenza

   Consultazione medica: è consigliabile consultare un medico o un centro di vaccinazione alcune settimane prima della partenza. Alcuni vaccini richiedono diverse dosi distanziate o un certo periodo di tempo per essere efficaci.

   Kit di pronto soccorso: è essenziale un kit adatto alla destinazione, che includa antisettici, medicazioni, creme solari, repellenti per le zanzare ed eventualmente antimicotici o antiparassitari.

2. Protezione dal sole

   Crema solare: scelga una crema solare ad ampio spettro con un fattore di protezione elevato e resistente all'acqua, e la riapplichi ogni due ore e dopo ogni bagno.

   Abbigliamento adeguato: abiti leggeri, lunghi e in fibra naturale possono proteggere dai raggi UV. Anche i cappelli a tesa larga e gli occhiali da sole sono essenziali.

   Eviti gli orari di punta: Il sole è più forte tra le 10.00 e le 16.00. Se possibile, rimanga all'ombra durante queste ore.

3. Protezione dagli insetti

   Repellenti: Utilizzi i repellenti sulla pelle e sugli indumenti esposti. Alcuni repellenti possono essere applicati direttamente sugli indumenti per una maggiore protezione.

   Zanzariere: se dorme in un'area dove le zanzare sono attive, una zanzariera trattata con insetticida è essenziale.

4. Precauzioni alimentari e igieniche

Acqua potabile: beva acqua in bottiglia sigillata. Eviti i cubetti di ghiaccio nelle bevande.

Alimentazione: si assicuri che il cibo sia ben cotto e che venga consumato caldo. Eviti frutta e verdura non sbucciata.

Igiene delle mani: si lavi regolarmente le mani, soprattutto prima di mangiare. Utilizzi un disinfettante per mani a base di alcol se non sono disponibili acqua e sapone.

5. Riconoscimento dei rischi specifici della regione

Informatevi: Ogni destinazione ha i suoi rischi. Che si tratti di malattie endemiche, parassiti locali o problemi ambientali, una buona conoscenza dei rischi locali è essenziale.

Rimanga informato: controlli regolarmente gli aggiornamenti sui rischi per la salute associati alla sua destinazione.

Con queste misure preventive, i viaggiatori possono trarre il massimo dal loro viaggio, proteggendo la loro salute e quella della loro pelle. I consigli dell'infermiera dermatologa aiutano a rendere ogni viaggio più sicuro e piacevole.

Capitolo 18

DERMATOLOGIA IN CONTESTI SPECIFICI

Dermatologia negli ospedali rispetto alla pratica privata

La dermatologia, come molte altre specialità mediche, può essere praticata in diversi contesti. Mentre alcuni dermatologi scelgono di lavorare in ospedali o centri medici, altri preferiscono la natura indipendente di uno studio privato. Ognuno di questi contesti offre vantaggi e svantaggi unici che possono influenzare il modo in cui un dermatologo esercita e si prende cura dei suoi pazienti.

1. Ambiente di lavoro

   - **Ospedale**: nell'ambiente ospedaliero, il dermatologo lavora generalmente a stretto contatto con altri specialisti. L'accesso alle attrezzature all'avanguardia è spesso più facile e i casi incontrati possono essere più diversi, in particolare a causa delle emergenze o dei pazienti ricoverati in ospedale con co-morbilità.
   - **Studio privato**: in uno studio privato, il dermatologo è generalmente il principale responsabile delle decisioni. Può modellare l'ambiente di lavoro in base alle sue preferenze, scegliere il personale e decidere quali attrezzature acquistare. Il rapporto paziente-paziente può anche essere più personale.

2. Tipi di casi trattati

   - **Ospedale**: i casi sono spesso più complessi e il dermatologo può essere chiamato per consultazioni di emergenza, patologie associate ad altre condizioni mediche o interventi chirurgici che richiedono il ricovero in ospedale.
   - **Studio privato**: sebbene i dermatologi privati possano trattare anche casi complessi, è probabile che vedano più pazienti per controlli regolari, consultazioni cosmetiche o condizioni cutanee comuni.

3. Autonomia professionale

Ospedale: sebbene i dermatologi prendano decisioni mediche indipendenti, spesso devono rispettare le procedure e i protocolli ospedalieri, collaborare con altri reparti e adattarsi all'infrastruttura ospedaliera.

Studio privato: i dermatologi che operano in uno studio privato godono di una notevole autonomia nella gestione dello studio, nella selezione del personale e nella definizione dei propri protocolli.

4. Aspetti finanziari

Ospedale: in un ambiente ospedaliero, lo stipendio è spesso fisso o basato su un contratto, offrendo un certo grado di sicurezza finanziaria.

Studio privato: anche se il potenziale di reddito può essere più elevato nello studio privato, è anche associato a maggiori responsabilità, in particolare in termini di gestione, affitti, acquisto di attrezzature e assicurazione.

5. Formazione continua e ricerca

Ospedale: gli ospedali, soprattutto quelli affiliati a istituzioni universitarie, spesso offrono maggiori opportunità di ricerca, insegnamento e formazione continua.

Studio privato: sebbene la formazione continua sia sempre una priorità, i dermatologi che esercitano la professione privata devono spesso prendere l'iniziativa di continuare la loro formazione e parteciparvi attivamente.

La scelta tra un ambiente ospedaliero e uno studio privato dipende dalle aspirazioni professionali, dalle preferenze personali e dalle circostanze di ciascun dermatologo. Ogni ambiente ha le sue sfide e i suoi vantaggi, ma entrambi permettono al medico di fornire un'assistenza essenziale a chi ne ha bisogno.

Dermatologia nelle aree rurali rispetto a quelle urbane

La dermatologia è una specialità essenziale per la salute della pelle, dei capelli e delle unghie. Ma a seconda dell'ambiente in cui viene praticata, rurale o urbano, le sfide e le opportunità possono variare notevolmente. Addentriamoci in questi due mondi ed esploriamo le sfumature di ciascun ambiente.

1. Accesso alle cure e densità dei servizi

   Aree rurali: nelle aree rurali, l'accesso agli specialisti, compresi i dermatologi, può essere limitato. Un singolo dermatologo può servire un'ampia area geografica, il che può rendere gli appuntamenti meno accessibili per i pazienti che vivono più lontano. Ciò potrebbe comportare tempi di attesa più lunghi o spostamenti significativi per i pazienti.

   Aree urbane: le aree urbane, con una maggiore densità di popolazione, tendono ad avere diversi dermatologi, a volte anche nello stesso quartiere. Questo può rendere più facile per i pazienti l'accesso alle cure.

2. Specializzazione e diversità dei casi

   Ambiente rurale: con la possibilità di essere uno dei pochi dermatologi della regione, il professionista può essere chiamato a trattare un'ampia gamma di casi, da disturbi comuni a casi più rari.

   Ambiente urbano: con una maggiore concentrazione di specialisti, può vedere più sottospecializzazioni (come la dermatologia pediatrica o estetica) e cliniche dedicate a determinate condizioni.

3. Collaborazione e risorse

   Ambiente rurale: la collaborazione diretta con altri specialisti può essere limitata dalla distanza, anche se la telemedicina può facilitare queste interazioni.

Anche le risorse e le attrezzature all'avanguardia possono essere meno accessibili.

- **Ambiente urbano**: la vicinanza di ospedali, centri di ricerca e altri specialisti facilita la collaborazione diretta e l'accesso rapido a nuove tecnologie e trattamenti.

4. Conoscenza del paziente e approccio comunitario

- **Ambiente rurale**: lavorare in un'area rurale può offrire un legame più stretto con i pazienti. I dermatologi possono conoscere i loro pazienti e le loro famiglie per diverse generazioni, offrendo un approccio più olistico.

- **Ambiente urbano**: se il volume di pazienti è più elevato, la relazione può diventare più clinica, anche se è ancora possibile costruire legami forti.

5. Problemi finanziari e di carriera

- **Aree rurali**: sebbene ci sia meno concorrenza, il reddito può essere moderato dal volume dei pazienti. Tuttavia, alcune iniziative governative a volte incoraggiano gli specialisti a praticare nelle aree rurali attraverso incentivi finanziari.

- **Ambiente urbano**: anche se il potenziale di guadagno può essere elevato grazie al volume dei pazienti, la concorrenza è più forte.

Che si tratti di un ambiente rurale o urbano, il ruolo del dermatologo è fondamentale. Ogni ambiente presenta le proprie sfide e opportunità. La scelta dipende dalle aspirazioni, dai valori e dalle priorità personali del professionista.

Assistenza dermatologica in situazioni di emergenza o di disastro

In tempi critici, quando regnano l'urgenza e il disastro, la dermatologia potrebbe non essere il primo campo medico che viene in mente. Tuttavia, la salute della pelle è un aspetto essenziale del benessere generale, in particolare nelle situazioni di crisi, dove le condizioni esterne possono avere un impatto diretto e grave sull'epidermide.

1. Riconoscere le emergenze cutanee:

In caso di catastrofe, i professionisti devono essere in grado di distinguere rapidamente tra condizioni cutanee benigne ed emergenze dermatologiche che richiedono un intervento immediato. Condizioni come la fascite necrotizzante, un'infezione rapida e fatale, devono essere trattate senza indugio.

2. Ustioni e traumi:

I disastri, che siano incendi, esplosioni o conflitti armati, possono provocare gravi ustioni. L'assistenza iniziale, la valutazione della gravità, la decontaminazione e il trattamento delle ustioni sono fondamentali per prevenire le complicazioni.

3. Malattie legate all'esposizione:

Nel contesto di disastri naturali come inondazioni, uragani o terremoti, le persone possono essere esposte ad acqua stagnante, detriti o altre condizioni che favoriscono le infezioni cutanee. Possono verificarsi infezioni batteriche, fungine o parassitarie.

4. Eruzioni cutanee legate allo stress e al trauma psicologico:

Gli eventi traumatici possono scatenare o aggravare alcune condizioni della pelle, come la psoriasi o l'eczema. Prendere in considerazione l'aspetto psicologico è essenziale per un trattamento completo.

5. Condizioni igieniche e propagazione:

Nelle situazioni di emergenza, in particolare nei campi profughi o nelle aree disastrate, l'igiene può essere compromessa, facilitando la diffusione di malattie cutanee contagiose come la scabbia o le infezioni fungine.

6. Esposizione ad agenti chimici o biologici:

In caso di attacco chimico o di fuoriuscita accidentale di sostanze pericolose, la pelle è spesso il primo organo ad essere colpito. La decontaminazione rapida e il trattamento delle lesioni cutanee sono essenziali.

7. Fornitura e logistica:

Nelle zone di crisi, l'accesso ai farmaci e alle attrezzature essenziali può essere limitato. Prepararsi a queste situazioni richiede una solida logistica per garantire la fornitura delle risorse necessarie, come creme antibiotiche, antisettici e medicazioni.

8. Formazione e preparazione:

La formazione degli operatori sanitari in materia di cure dermatologiche di emergenza è essenziale. Simulazioni ed esercitazioni regolari possono aiutare a preparare i team ad agire in modo rapido ed efficace in caso di catastrofe.

Anche se la dermatologia non è sempre in prima linea durante un'emergenza o un disastro, la salute della pelle rimane essenziale. La preparazione, il riconoscimento precoce delle condizioni e l'intervento appropriato possono salvare vite umane e prevenire complicazioni a lungo termine. In questi momenti, il ruolo del dermatologo, in collaborazione con altri specialisti, è prezioso.

Capitolo 19

ASPETTI LEGALI IN DERMATOLOGIA

Consenso informato
e procedure invasive

Il consenso informato è un pilastro fondamentale della medicina moderna, basato sul rispetto dell'autonomia e della dignità del paziente. Quando si tratta di procedure invasive, in particolare in dermatologia, questo consenso assume un'importanza vitale per garantire che il paziente sia pienamente consapevole dei rischi, dei benefici e delle alternative disponibili.

1. La filosofia del consenso informato:
Il concetto si basa sull'idea che ogni individuo ha il diritto inalienabile di decidere cosa fare del proprio corpo. Il ruolo dell'operatore sanitario è quello di educare, informare e guidare, ma mai di costringere.

2. Gli elementi essenziali del consenso:
Informazioni: prima di qualsiasi intervento, il paziente deve essere informato dei dettagli rilevanti, tra cui la natura dell'operazione, i rischi associati, i benefici attesi e le possibili alternative.

Comprensione: fornire informazioni non è sufficiente; il professionista deve assicurarsi che il paziente comprenda appieno le implicazioni.

Volontà: il consenso deve essere dato liberamente, senza pressioni esterne o interne.

3. Procedure invasive comuni in dermatologia:
Queste procedure possono variare da semplici biopsie cutanee a interventi chirurgici più complessi, come l'escissione del melanoma o la chirurgia ricostruttiva.

4. Rischi specifici :
Ogni procedura ha i suoi rischi. Per esempio, una biopsia può provocare un'emorragia, un'infezione o una cicatrice, mentre le procedure più estese possono presentare complicazioni anestetiche o tempi di recupero prolungati.

5. Benefici attesi :

Oltre alla diagnosi o al trattamento della malattia, ci possono essere benefici psicologici, come ad esempio alleviare l'ansia associata a una lesione sospetta.

6. Alternative :

Per alcune condizioni, possono essere disponibili altre opzioni di trattamento, tra cui altri tipi di intervento chirurgico, terapie farmacologiche o monitoraggio.

7. Documentazione :

Il consenso informato ottenuto correttamente deve essere documentato, spesso sotto forma di modulo firmato. Questo documento protegge sia il paziente che l'operatore sanitario.

8. Situazioni speciali :

Ci possono essere momenti in cui il paziente non è in grado di dare il proprio consenso, come ad esempio in caso di emergenza medica, incapacità mentale o quando il paziente è minorenne. In queste situazioni, l'operatore sanitario dovrà muoversi con delicatezza, cercando il consenso dei tutori legali o agendo nel miglior interesse del paziente.

Il rapporto tra l'operatore sanitario e il paziente si basa sulla fiducia. Il processo di consenso informato rafforza questa fiducia, garantendo che il paziente sia un partner attivo e informato nelle decisioni che riguardano la sua salute. In dermatologia, come in tutte le branche della medicina, rispettare l'autonomia del paziente ottenendo il consenso informato è un obbligo etico e legale.

Gestione delle complicazioni e gli errori medici

Le complicazioni e gli errori medici, sebbene inevitabili, sono aspetti delicati e difficili della pratica medica. In dermatologia, come in altre specialità, è fondamentale gestirli con sensibilità, onestà e professionalità.

1. Riconoscere le complicazioni e gli errori:
Il primo passo per gestire correttamente i problemi è riconoscerli. Ciò può significare monitorare i sintomi post-operatori, rivalutare i risultati della biopsia o ammettere un errore nella prescrizione di farmaci.

2. Informare immediatamente il paziente:
L'onestà è essenziale. Se è insorta una complicazione o è stato commesso un errore, è dovere dell'operatore sanitario informare il paziente in modo trasparente e comprensibile.

3. Ascolto ed empatia:
È essenziale fornire uno spazio in cui i pazienti possano esprimere le loro preoccupazioni, frustrazioni o paure. L'empatia, l'ascolto attivo e il sostegno sono fondamentali per ricostruire la fiducia.

4. Trovare una soluzione:
Quando si verifica un errore, l'operatore sanitario deve cercare immediatamente il modo di correggerlo, che si tratti di un trattamento aggiuntivo, di un rinvio a uno specialista o di un altro intervento.

5. Evitare la difensività:
È naturale volersi proteggere o razionalizzare gli errori. Tuttavia, è essenziale rimanere aperti e onesti e mettere al primo posto il benessere del paziente.

6. Analisi e prevenzione :
Dopo la gestione immediata della complicazione o dell'errore, è fondamentale analizzare ciò che è accaduto. Questo può includere una revisione del caso con i colleghi, un aggiornamento dei protocolli o una formazione supplementare. L'obiettivo è evitare che tali incidenti si ripetano.

7. Aspetti legali :
Gli errori medici possono avere implicazioni legali. È essenziale essere ben informati sui diritti e le

responsabilità, e consultare i consulenti legali se necessario. Una documentazione accurata e trasparente è fondamentale.

8. Supporto per gli operatori sanitari:
Gli errori medici possono avere un impatto emotivo sugli stessi operatori sanitari. Cercare sostegno, sia attraverso colleghi, mentori o terapia professionale, può essere essenziale per gestire lo stress e il senso di colpa associati.

Le complicazioni e gli errori medici, pur essendo deplorevoli, offrono opportunità di apprendimento e miglioramento. Gestendo questi incidenti con onestà, integrità ed empatia, gli operatori sanitari possono non solo mitigare le conseguenze per il paziente, ma anche rafforzare la fiducia e la comprensione tra paziente e assistente. La chiave è mettere sempre al primo posto le esigenze e il benessere del paziente.

Diritti dei pazienti
e responsabilità professionali

In campo medico, i diritti del paziente e le responsabilità professionali sono due facce della stessa medaglia, che si intrecciano strettamente per garantire un'assistenza di alta qualità, etica e rispettosa. Ecco un'esplorazione fluida di questa interazione essenziale, in particolare in dermatologia.

I diritti fondamentali dei pazienti:
   Diritto all'informazione: ogni paziente ha il diritto di essere informato in modo chiaro e comprensibile sul suo stato di salute, sui trattamenti proposti, sui loro benefici e rischi e sulle possibili alternative.
   Consenso informato: prima di qualsiasi intervento o trattamento, i pazienti devono dare il loro consenso dopo essere stati adeguatamente informati.

Diritto alla riservatezza: le informazioni mediche del paziente sono private. Devono essere condivise solo con gli operatori sanitari coinvolti nella cura del paziente, a meno che non vi sia un consenso esplicito o un obbligo legale in tal senso.

Diritto al   rispetto e alla dignità: ogni paziente deve essere trattato con rispetto, indipendentemente dalla sua razza, religione, origine, situazione socio-economica o condizione medica.

Diritto di accesso alle cartelle cliniche: i pazienti possono chiedere di consultare o ottenere una copia della propria cartella clinica.

Diritto di rifiutare il trattamento: anche dopo essere stato informato delle conseguenze, il paziente può rifiutare il trattamento o un intervento.

Responsabilità professionali :

Obbligo di informazione: l'operatore sanitario ha la responsabilità di informare il paziente in modo completo, chiaro e imparziale.

Rispettare il consenso informato: gli operatori sanitari devono assicurarsi che i pazienti abbiano compreso appieno le informazioni fornite e che abbiano dato il loro consenso informato.

Competenza e conoscenze aggiornate: gli assistenti devono garantire una formazione continua, al fine di offrire la migliore assistenza possibile basata sugli ultimi progressi medici.

Comunicazione efficace: una comunicazione chiara con il paziente, ma anche con gli altri membri del team di cura, è essenziale per garantire un'assistenza coordinata ed efficace.

Riservatezza: gli operatori sanitari devono prendere tutte le precauzioni necessarie per proteggere le informazioni mediche dei loro pazienti.

Etica e integrità: le decisioni e le azioni degli operatori sanitari devono sempre essere guidate dall'etica medica, mettendo sempre al primo posto il benessere del paziente.

L'equilibrio tra i diritti dei pazienti e le responsabilità professionali è fondamentale per garantire un'assistenza dermatologica di qualità. Informati e rispettati, i pazienti diventano protagonisti attivi della propria salute, mentre i professionisti, rispettando le proprie responsabilità, assicurano un'assistenza basata su fiducia, rispetto ed eccellenza.

Capitolo 20

DERMATOLOGIA E LE POPOLAZIONI VULNERABILI

Cura dermatologica per gli anziani

Con l'avanzare dell'età, la nostra pelle subisce dei cambiamenti che richiedono un'attenzione e una cura specifiche. Gli effetti del tempo, combinati con anni di esposizione agli elementi, possono portare a una serie di problemi dermatologici negli anziani. Questa sezione approfondisce le cure dermatologiche per questa fascia d'età, evidenziandone le caratteristiche specifiche.

1. Cambiamenti cutanei legati all'età:
   - **Ridotta elasticità: con il** tempo, la pelle perde la sua elasticità, portando alla formazione di rughe e cedimenti.
   - **Aumento della secchezza**: la produzione di sebo diminuisce con l'età, rendendo la pelle più secca e più soggetta a desquamazione e prurito.
   - **Cambiamenti nella pigmentazione**: anni di esposizione al sole possono portare a macchie brune (lentiggini solari) o ad aree depigmentate.
   - **Maggiore sensibilità**: la pelle sottile e secca è più suscettibile alle lesioni e impiega più tempo a guarire.

2. Condizioni cutanee comuni negli anziani:
   - **Cheratosi seborroiche e attiniche**: queste lesioni benigne possono essere ruvide al tatto e variare di colore dal rosa al marrone.
   - **Carcinomi**: anni di esposizione al sole aumentano il rischio di carcinomi basali e a cellule squamose.
   - **Varicosità**: queste piccole vene dilatate sono comuni sulle gambe.
   - **Atrofia**: assottigliamento della pelle, che la rende traslucida e fragile.

3. Principi di cura della pelle per la pelle matura:
   - **Idratare**: l'uso quotidiano di creme e lozioni idratanti aiuta a mantenere la barriera cutanea.

Protezione solare: anche in età avanzata, è essenziale proteggere la pelle dagli effetti nocivi dei raggi UV.

Trattamenti topici: alcuni farmaci possono aiutare a trattare specifiche condizioni cutanee legate all'età.

Controlli regolari: visite regolari dal dermatologo sono essenziali per monitorare e trattare eventuali anomalie della pelle.

4. Problemi psicologici:
I cambiamenti della pelle possono avere un impatto sull'autostima e sull'immagine del corpo. È quindi fondamentale affrontare queste preoccupazioni e offrire un supporto adeguato.

5. Collaborazione interprofessionale :
Il trattamento degli anziani richiede spesso la collaborazione tra dermatologi, medici di base, geriatri e altri specialisti per garantire un approccio completo.

La dermatologia geriatrica richiede un approccio attento e personalizzato, che tenga conto delle sfide uniche affrontate dagli anziani. Combinando scienza medica, compassione e ascolto, è possibile offrire agli anziani la cura della pelle di cui hanno bisogno, rispettando la loro dignità e il loro benessere generale.

Dermatologia
e pazienti immunocompromessi

La gestione dei pazienti immunocompromessi in dermatologia è complessa e richiede una comprensione approfondita delle sfide specifiche associate a questa popolazione. A causa del loro sistema immunitario indebolito, questi pazienti hanno maggiori probabilità di sviluppare condizioni cutanee che possono essere atipiche, gravi o resistenti ai trattamenti standard.

1. Contesto dell'immunodepressione :

   Definizione e tipi : L'immunosoppressione è una riduzione della capacità del sistema immunitario di combattere le infezioni e altre malattie. Può essere causata da malattie (come l'HIV), da farmaci (immunosoppressori, chemioterapia) o da altre cause (trapianti di organi, per esempio).

2. Condizioni cutanee comuni nei pazienti immunocompromessi:

   Infezioni opportunistiche: A causa del loro sistema immunitario indebolito, questi pazienti hanno maggiori probabilità di contrarre infezioni cutanee causate da batteri, virus, funghi o parassiti.

   Tumori della pelle: alcuni tumori della pelle sono più comuni e possono essere più aggressivi nei pazienti immunocompromessi.

   Manifestazioni cutanee di malattie sistemiche: malattie come l'HIV possono presentare segni dermatologici specifici.

3. Diagnosi e monitoraggio :

   Esame clinico: è fondamentale eseguire regolarmente esami della pelle per identificare e trattare rapidamente eventuali anomalie.

   Esami diagnostici: possono essere necessarie biopsie, colture e altri esami per diagnosticare i disturbi della pelle in questi pazienti.

4. Gestione terapeutica :

   Trattamenti topici: i farmaci applicati direttamente sulla pelle, come gli antimicotici o gli antivirali, possono essere efficaci.

   Terapie sistemiche: in alcuni casi, può essere necessario un intervento medico orale o iniettabile.

   Precauzioni speciali: a causa del loro stato immunocompromesso, alcuni farmaci possono avere effetti collaterali maggiori per questi pazienti.

5. L'importanza della prevenzione:

Evitare i fattori scatenanti: Per i pazienti immunocompromessi è fondamentale evitare situazioni che potrebbero aggravare la loro condizione, come l'eccessiva esposizione al sole o il contatto con persone malate.

Vaccinazioni: Sebbene alcune vaccinazioni possano essere controindicate per alcuni pazienti immunocompromessi, altre sono essenziali per prevenire malattie gravi.

6. Collaborazione interprofessionale :

La gestione dei pazienti immunocompromessi richiede spesso una stretta collaborazione tra dermatologi, infettivologi, oncologi e altri specialisti per garantire un'assistenza completa.

I pazienti immunocompromessi presentano sfide uniche in dermatologia, che richiedono vigilanza e competenze specifiche. Un approccio olistico e centrato sul paziente, combinato con una collaborazione interdisciplinare, può aiutare a migliorare la qualità di vita di questi pazienti, gestendo efficacemente le loro condizioni cutanee.

Cura della pelle per i pazienti alla fine della vita

Quando una persona è malata terminale, la qualità dell'assistenza che riceve diventa ancora più cruciale. La cura della pelle dei pazienti alla fine della vita non è solo una questione di estetica o di comfort, ma gioca un ruolo importante nel garantire il rispetto e la dignità del paziente.

1. Comprendere i problemi:

Cambiamenti fisiologici: alla fine della vita, la pelle può diventare più sottile, più secca e meno elastica. È anche più suscettibile alle lesioni e alle infezioni.

Sintomi associati: Disidratazione, mobilità ridotta, farmaci e altri fattori possono contribuire ai problemi della pelle.

2. Piaghe e lesioni da pressione:

Prevenzione: una rotazione regolare dei pazienti, l'uso di cuscini speciali e una buona igiene sono fondamentali.

Trattamento: La gestione delle piaghe da decubito richiede una valutazione regolare, una pulizia adeguata e, talvolta, trattamenti topici.

3. Cura della pelle secca e delicata:

Idratare: applicare regolarmente creme e unguenti può aiutare a mantenere l'integrità della pelle.

Bagni delicati: bagni caldi con prodotti delicati possono aiutare a pulire senza irritare.

4. Gestione delle infezioni cutanee:

Riconoscimento precoce: l'individuazione precoce dei segni di infezione consente un intervento rapido.

Trattamento appropriato: può includere antibiotici topici o orali.

5. Comfort e sollievo dal dolore:

Gel e creme lenitive: Alcuni prodotti possono fornire un sollievo temporaneo dal prurito o dal dolore.

Farmaci: Possono essere necessari degli analgesici per trattare il dolore associato a condizioni cutanee gravi.

6. Assistenza psicosociale:

Dignità e rispetto: mantenere la pulizia e l'integrità della pelle dei pazienti aiuta a preservare la loro dignità.

Comunicazione: discutere apertamente le esigenze e le preoccupazioni della pelle con i pazienti e le loro famiglie.

7. Lavorare con il team di assistenza:

Coordinamento delle cure: lavorare a stretto contatto con medici, infermieri, assistenti e altri specialisti per garantire un'assistenza completa.

Istruzione: formazione del personale infermieristico sulle migliori pratiche di cura della pelle dei pazienti alla fine della vita.

La cura della pelle dei pazienti alla fine della vita è un aspetto essenziale delle cure palliative. Richiede un'attenzione meticolosa, una competenza clinica e un approccio compassionevole. Concentrandosi sul comfort, la dignità e il benessere del paziente, gli operatori sanitari possono offrire un supporto prezioso in questo periodo delicato.

Capitolo 21

GESTIONE DEL DOLORE E SINTOMI

Affrontare il dolore cronico collegato alle condizioni della pelle

Il dolore cutaneo, spesso percepito come un sintomo minore rispetto ad altre forme di dolore cronico, è tuttavia una realtà molto reale e talvolta debilitante per i pazienti che soffrono di disturbi cutanei. Interagisce in modo complesso con la fisiologia, la psicologia e il benessere generale del paziente.

1. La realtà del dolore cutaneo:
   - **Natura multidimensionale**: il dolore cutaneo può essere acuto, cronico, lancinante, bruciante o pruriginoso. Varia in intensità e può essere continuo o intermittente.
   - **Varie origini**: può derivare da infiammazioni, infezioni, danni ai nervi o disturbi vascolari.
2. Impatto sulla qualità della vita:
   - **Disturbi del sonno**: il dolore o il prurito possono disturbare il ciclo del sonno, provocando stanchezza e disturbi dell'umore.
   - **Difficoltà quotidiane**: attività semplici come fare la doccia, vestirsi o persino sedersi possono diventare dolorose.
   - **Effetti psicologici**: il dolore cronico può provocare ansia, depressione e isolamento sociale.
3. Valutazione del dolore:
   - **Scale del dolore**: utilizzo di strumenti standardizzati per quantificare il dolore e la sua progressione.
   - **Diario del dolore**: incoraggiare i pazienti a tenere un diario che descriva la natura, l'intensità e la durata del dolore.
4. Approcci terapeutici:
   - **Trattamenti topici**: creme, unguenti e gel analgesici o antinfiammatori.

Farmaci orali: analgesici, antinfiammatori, antistaminici o anche anticonvulsivanti per il dolore neuropatico.

Terapie alternative: agopuntura, terapia del freddo/calore o della luce.

5. Supporto psicologico:

Terapia cognitivo-comportamentale (CBT): aiutare i pazienti a gestire il dolore e le emozioni associate.

Gruppo di sostegno: condividere e scambiare con altri pazienti che stanno vivendo esperienze simili.

6. Educazione e prevenzione:

Evitare i fattori scatenanti: identificare ed evitare i fattori aggravanti, siano essi ambientali, chimici o di altro tipo.

Cura della pelle: una routine di cura della pelle appropriata per proteggere la pelle e prevenire il peggioramento del dolore.

7. Collaborazione interprofessionale:

Team multidisciplinare: dermatologi, infermieri, neurologi, psicologi e altri specialisti possono collaborare per fornire una gestione olistica del dolore.

Affrontare il dolore cronico legato ai disturbi della pelle richiede un approccio multidimensionale e personalizzato. Ponendo il paziente al centro del trattamento e integrando soluzioni mediche, psicologiche ed educative, è possibile gestire questo dolore in modo più efficace e migliorare significativamente la qualità di vita dei pazienti.

Cure palliative in dermatologia

Quando pensiamo alle cure palliative, spesso pensiamo a patologie gravi come il cancro, le malattie cardiache o la demenza. Tuttavia, le cure palliative in dermatologia sono altrettanto cruciali, anche se meno riconosciute. Si concentra sull'alleviamento dei sintomi e sul miglioramento della qualità di vita dei pazienti con malattie dermatologiche avanzate o incurabili.

1. La necessità di cure palliative in dermatologia:

     Complessità dei sintomi: le condizioni dermatologiche, anche se possono sembrare superficiali, possono portare a dolore intenso, prurito, infezioni e complicazioni psicologiche.

     Impatto sulla qualità della vita: le manifestazioni cutanee possono alterare profondamente l'autostima, l'interazione sociale e la capacità funzionale quotidiana dei pazienti.

2. Sintomi comuni e loro gestione:

     Dolore: uso di analgesici topici, antinfiammatori o altri farmaci per il dolore neuropatico.

     Prurito: possono essere utilizzati idratazione della pelle, antistaminici, fototerapia o trattamenti sistemici.

     Integrità cutanea compromessa: medicazioni, creme antibatteriche e cura delle ferite.

3. Approccio psicosociale :

     Supporto psicologico: terapia, consulenza e gruppi di sostegno per aiutare i pazienti a gestire l'impatto emotivo delle malattie della pelle.

     Comunicazione: fornire informazioni chiare e oneste sulla malattia e sulla prognosi, ascoltando e rispondendo alle preoccupazioni dei pazienti.

4. Collaborazione con altre specialità:

     Team multidisciplinare: dermatologi, infermieri, psicologi, assistenti sociali e altri professionisti della salute lavorano insieme per soddisfare le esigenze complesse dei pazienti.

5. Aspetti spirituali e culturali:

     Rispetto delle credenze: comprendere e rispettare le credenze spirituali e culturali dei pazienti per fornire un'assistenza incentrata sul paziente.

Rituali e usanze: facilitare la pratica di rituali e usanze che possono aiutare i pazienti a trovare conforto e significato.

6. Decisione di fine vita:

Colloqui anticipati: conversazioni sui desideri e le preferenze del paziente per la fine della vita, comprese le direttive anticipate e le decisioni sulla rianimazione.

Gestione dei sintomi: garantire il comfort del paziente, ridurre il dolore e altri sintomi fastidiosi.

Le cure palliative in dermatologia sono un aspetto essenziale dell'assistenza centrata sul paziente. Richiede un approccio olistico che tenga conto non solo dei sintomi fisici, ma anche delle esigenze emotive, sociali e spirituali dei pazienti. Riconoscendo e rispondendo a queste esigenze, gli operatori sanitari possono offrire un'assistenza di qualità compassionevole e dignitosa a chi deve affrontare malattie dermatologiche avanzate o incurabili.

Strategie non farmacologiche per Gestione del dolore e del prurito

Il dolore e il prurito sono due sintomi frequentemente associati a diverse condizioni dermatologiche. Sebbene gli interventi farmacologici siano spesso preferiti, i metodi non farmacologici possono svolgere un ruolo cruciale come complemento ai trattamenti farmacologici o per coloro che cercano alternative meno invasive. Questi approcci possono non solo alleviare questi sintomi, ma anche migliorare la qualità di vita complessiva dei pazienti.

1. Misure comportamentali :

Terapia cognitivo-comportamentale (CBT): la CBT aiuta a identificare e modificare i pensieri e i comportamenti negativi associati al dolore e al prurito, insegnando ai pazienti le strategie per gestire i sintomi.

Biofeedback: questo metodo insegna ai pazienti a controllare alcune funzioni corporee per aiutare a ridurre il dolore o il prurito.

2. Tecniche di rilassamento:

Respirazione profonda: inspirare profondamente e poi espirare lentamente può aiutare a rilassare il corpo e a distogliere l'attenzione dal dolore.

Visualizzazione guidata: immaginare un luogo o una scena tranquilla può avere un effetto calmante.

Meditazione e mindfulness: concentrare l'attenzione sul momento presente può aiutare a ridurre lo stress e a minimizzare la percezione del dolore.

3. Intervento fisico :

Termoterapia: l'uso del calore, come gli impacchi caldi, può lenire alcuni tipi di dolore cutaneo.

Crioterapia: in alcuni casi, il freddo, come gli impacchi freddi, può essere utile.

Massaggio: il massaggio può migliorare la circolazione, ridurre lo stress e alleviare la tensione muscolare, contribuendo a ridurre il dolore.

4. Stimolazione elettrica :

Stimolazione elettrica transcutanea dei nervi (TENS): questo metodo utilizza piccole correnti elettriche per stimolare i nervi e ridurre il dolore.

5. Approcci complementari :

Agopuntura: questa antica tecnica cinese, che prevede l'inserimento di aghi sottili nella pelle in punti specifici, può essere efficace nel trattamento del dolore e del prurito.

Aromaterapia: alcuni oli essenziali possono avere proprietà lenitive o antinfiammatorie.

Terapie a base di erbe: I rimedi erboristici come l'aloe vera o la camomilla possono lenire la pelle irritata.

6. Cambiamenti dello stile di vita:

Bagni di farina d'avena: la farina d'avena colloidale ha proprietà lenitive che possono aiutare a ridurre il prurito.

Idratare la pelle: utilizzi regolarmente emollienti o idratanti per mantenere la pelle idratata e protetta.

Evitare i fattori scatenanti: identificare ed evitare le sostanze o le condizioni che esacerbano il dolore o il prurito, come alcuni tessuti, detergenti o allergeni.

I metodi non farmacologici per gestire il dolore e il prurito possono offrire un sollievo significativo senza i potenziali effetti collaterali dei farmaci. Sebbene sia essenziale consultare un professionista sanitario per qualsiasi preoccupazione o sintomo persistente, l'integrazione di questi approcci può migliorare significativamente il benessere dei pazienti.

Capitolo 22

ASPETTI PSICODERMATOLOGICI

L'interfaccia tra psicologia e dermatologia

L'interfaccia tra psicologia e dermatologia è un'affascinante intersezione tra mente e corpo, che illustra la misura in cui la nostra pelle e la nostra psiche sono inestricabilmente legate. La pelle, in quanto organo più esterno, è spesso sede di manifestazioni visibili di disturbi interni, sia fisici che psicologici. Riflette non solo il nostro stato di salute, ma anche le nostre emozioni, stress e preoccupazioni.

Osservando questa relazione, è chiaro che molte condizioni dermatologiche hanno una componente psicologica significativa. Per esempio, condizioni come la psoriasi o l'eczema possono essere esacerbate dallo stress o dall'ansia. Al contrario, vivere con una condizione cutanea visibile può portare a sentimenti di ansia, vergogna o depressione, creando un circolo vizioso di disagio psicologico e sintomi dermatologici. La rosacea, ad esempio, può essere aggravata dall'imbarazzo e dallo stress, ma può anche essere la causa di queste emozioni a causa dell'aspetto alterato della pelle.

La tricotillomania, un disturbo in cui gli individui sono spinti a tirarsi i capelli o a pizzicarsi la pelle, mostra anche come la psicologia e la dermatologia possano essere strettamente collegate. In questo caso, il comportamento psicologico porta direttamente al trauma dermatologico.

Ma questa intersezione non si limita alla malattia. Il modo in cui percepiamo la nostra pelle e il nostro aspetto può avere un impatto profondo sulla nostra autostima e sull'immagine del corpo. In una società sempre più visiva, le imperfezioni percepite, che si tratti di rughe, cicatrici o altri segni, possono avere una profonda influenza su come ci vediamo e su come pensiamo che gli altri ci vedano.

Il riconoscimento di questa stretta relazione tra la mente e la pelle ha portato alla nascita della 'psicodermatologia', una sottodisciplina che si concentra sull'intersezione tra dermatologia e psicologia. Gli psicodermatologi aiutano a trattare le condizioni della pelle esacerbate dallo stress o dalle emozioni, aiutando al contempo i pazienti a gestire il disagio psicologico associato alle loro condizioni cutanee.

Questa interfaccia tra psicologia e dermatologia rafforza l'idea che per guarire veramente, dobbiamo adottare un approccio olistico. La pelle non è solo uno specchio del nostro stato fisico, ma anche un riflesso del nostro mondo interiore. E per molti, la strada verso una pelle sana può iniziare con una sana comprensione e gestione della mente.

Gestione di condizioni come il prurito psicogeno e la tricotillomania.

La gestione delle condizioni all'intersezione tra dermatologia e psicologia, come il prurito psicogeno e la tricotillomania, richiede un approccio multidimensionale, che combini l'assistenza dermatologica e il supporto psicologico.

Prurito psicogeno
Il prurito psicogeno è un prurito cronico senza una causa dermatologica apparente, spesso legato a fattori psicologici come stress, ansia o disturbi dell'umore.
Approccio diagnostico :
    Esclusione di altre cause di prurito mediante esami dermatologici e di laboratorio.
    Valutazione psichiatrica per identificare i fattori emotivi scatenanti o le co-morbilità.

Trattamento :

- **Cure dermatologiche:** si possono consigliare emollienti per ridurre la secchezza della pelle e antistaminici per gestire il prurito.
- **Terapie psicologiche: la** terapia cognitivo-comportamentale può aiutare i pazienti a identificare e gestire i fattori scatenanti del prurito. Anche la meditazione e le tecniche di rilassamento possono essere utili.
- **Farmaci:** possono essere prescritti antidepressivi o ansiolitici se il prurito è associato a depressione o ansia.

Tricotillomania

La tricotillomania, nota anche come disturbo da strappo dei capelli, è un disturbo compulsivo in cui gli individui si tirano ripetutamente i capelli, provocando un'alopecia visibile.

Approccio diagnostico :

- Esame clinico per identificare le aree di alopecia.
- Interviste per capire la serietà della coercizione.

Trattamento :

- **Terapia cognitivo-comportamentale (CBT):** questo è il trattamento di scelta per la tricotillomania. La CBT aiuta i pazienti a identificare le situazioni o le emozioni che scatenano l'impulso di tirarsi i capelli e a sviluppare strategie per resistere a questo impulso.
- **Farmaci:** sebbene non esistano farmaci specifici per la tricotillomania, alcuni antidepressivi o antipsicotici possono aiutare a ridurre i sintomi.
- **Sostegno e istruzione: i** gruppi di sostegno possono offrire un aiuto prezioso, consentendo ai pazienti di condividere le loro esperienze e di imparare nuove strategie di coping.

In entrambi i casi, è essenziale una stretta collaborazione tra dermatologi e professionisti della salute mentale. Questo assicura un approccio olistico al trattamento, che affronta sia i sintomi cutanei che le cause psicologiche sottostanti.

Il ruolo dell'infermiere nella gestione dei disturbi psicodermatologici

Nel vasto mondo della dermatologia, l'intersezione tra le malattie della pelle e i fattori psicologici ha aperto le porte a un campo affascinante chiamato psicodermatologia. Qui, i sintomi della pelle possono spesso rispecchiare la mente, riflettendo conflitti interni, stress o ansie. È in questo contesto complesso e multidimensionale che il ruolo dell'infermiere assume tutta la sua importanza.

In primo luogo, gli infermieri svolgono un ruolo cruciale nell'identificazione precoce dei disturbi psicodermatologici. Grazie alla loro interazione regolare e spesso prolungata con i pazienti, gli infermieri possono cogliere segni sottili che il paziente potrebbe non rivelare durante una breve visita medica. Questi possono includere l'osservazione di abitudini compulsive di grattarsi, la presenza di lesioni autoinflitte o persino segni di ansia o angoscia quando si parla di determinate condizioni della pelle.

Oltre alla diagnosi, gli infermieri offrono un supporto emotivo ai pazienti. Riconoscere e accettare la natura psicologica di una patologia cutanea può essere difficile per molti pazienti. Alcuni possono provare vergogna, senso di colpa o negazione. L'infermiere, con il suo approccio empatico e l'ascolto attivo, può offrire un ascolto, rassicurando il paziente e aiutandolo a navigare nel processo di comprensione e accettazione della sua condizione.

Anche l'educazione è un aspetto essenziale dell'assistenza infermieristica. Ha la responsabilità di insegnare ai pazienti la loro condizione, i trattamenti disponibili e le misure di auto-aiuto. Nel caso di disturbi psicodermatologici, ciò può includere tecniche di rilassamento, metodi di gestione dello stress o anche riferimenti a terapie complementari come la meditazione o lo yoga.

L'infermiere funge anche da collegamento cruciale tra il dermatologo e altri specialisti, come psicologi o psichiatri. Nel trattamento dei disturbi psicodermatologici, un approccio integrato è spesso il più vantaggioso. L'infermiere può facilitare questa collaborazione, assicurandosi che tutte le parti siano informate dei progressi, delle preoccupazioni o dei cambiamenti nelle condizioni del paziente.

Infine, ma non meno importante, l'infermiere dermatologico svolge un ruolo preventivo. Attraverso sessioni educative, opuscoli o colloqui individuali, l'infermiere può sensibilizzare i pazienti sui legami tra la pelle e la mente, incoraggiando il trattamento precoce e il riconoscimento dei fattori scatenanti.

Nel mondo della psicodermatologia, l'infermiere funge da pilastro di sostegno, da educatore, da coordinatore e da sostenitore, assicurando che i pazienti ricevano un'assistenza olistica che cura non solo la pelle, ma anche l'anima.

Capitolo 23

DERMATOLOGIA
E
SALUTE GLOBALE

L'impatto della dieta e stile di vita sulla pelle

Nel vasto ecosistema del nostro corpo, ogni elemento è interconnesso. Come uno specchio, la pelle, il nostro organo più grande, spesso riflette lo stato interno del nostro corpo. L'impatto della dieta e dello stile di vita sulla salute della pelle è un'interazione complessa, influenzata da una moltitudine di fattori e meccanismi.

Cibo: il potere del piatto
La nostra alimentazione svolge un ruolo centrale nella salute generale della nostra pelle. Gli alimenti che mangiamo forniscono nutrienti essenziali che influenzano la rigenerazione cellulare, l'infiammazione, l'idratazione e la protezione contro gli aggressori esterni.

- **Antiossidanti**: Gli alimenti ricchi di antiossidanti, come i frutti di bosco, le noci, le verdure a foglia verde e il tè verde, aiutano a combattere i radicali liberi, che possono causare danni ossidativi alla pelle e accelerarne l'invecchiamento.
- **Acidi grassi Omega-3**: presenti nel pesce, nei semi di chia e nelle noci, sono essenziali per mantenere l'elasticità e l'idratazione della pelle.
- **Acqua**: un'idratazione adeguata è fondamentale. Bere abbastanza acqua aiuta a mantenere l'elasticità della pelle e a prevenire la secchezza.
- **Cibi infiammatori**: una dieta ricca di zuccheri, grassi saturi e cibi elaborati può aumentare l'infiammazione, contribuendo a condizioni come l'acne, la rosacea e la dermatite.

Stile di vita: abitudini che parlano da sole
Oltre alla dieta, altri aspetti dello stile di vita hanno un'influenza importante sulla salute della pelle.

- **Stress**: lo stress cronico può innescare una risposta infiammatoria, esacerbando condizioni come la psoriasi o l'eczema. Le tecniche di rilassamento e di gestione dello stress, come la meditazione e lo yoga, possono avere effetti benefici.

- **Dormire**: una buona notte di sonno permette alla pelle di rigenerarsi. La mancanza di sonno può portare a occhiaie, pelle spenta e maggiori segni di invecchiamento.
- **Esercizio fisico**: l'attività fisica stimola la circolazione sanguigna, che aiuta a nutrire le cellule della pelle e a eliminare i prodotti di scarto.
- **Esposizione al sole**: sebbene il sole fornisca vitamina D, un'esposizione eccessiva senza un'adeguata protezione può causare danni alla pelle, dall'invecchiamento precoce all'aumento del rischio di cancro alla pelle.

Una pelle bella e sana è il risultato di un delicato equilibrio tra una dieta nutriente e uno stile di vita sano. Comprendere questa interazione offre un approccio proattivo per curare, proteggere e nutrire la nostra pelle dall'interno. Dopotutto, quando ci prendiamo cura del nostro corpo, lo dimostra la nostra pelle.

Attività fisica, stress e pelle

L'interazione tra attività fisica, stress e pelle forma un tripode complesso nel vasto campo della salute e del benessere. L'esercizio fisico e la gestione dello stress possono avere effetti importanti sulla pelle, ed ecco come sono strettamente collegati:

Attività fisica: una boccata di ossigeno per la pelle

    Stimolazione della circolazione: l'esercizio fisico aumenta il flusso sanguigno, che aiuta a nutrire le cellule della pelle e a mantenerne la vitalità. Questo aumento del flusso sanguigno porta ossigeno e nutrienti essenziali alla pelle, eliminando al contempo i prodotti di scarto, compresi i radicali liberi.

Sudare: il sudore elimina le impurità, il che può aiutare a liberare i pori e a ridurre l'acne. Tuttavia, è essenziale lavarsi dopo l'esercizio fisico per evitare che il sudore si accumuli e aggravi i problemi della pelle.

Riduzione dello stress: l'esercizio fisico rilascia endorfine, spesso chiamate "ormoni della felicità". Queste molecole aiutano a ridurre lo stress, il che può attenuarne gli effetti sulla pelle.

Stress: il legame invisibile con la pelle

Reazioni infiammatorie: lo stress prolungato porta ad un aumento della produzione di cortisolo e di altri ormoni. Questi ormoni possono stimolare le ghiandole sebacee, portando a un'eccessiva produzione di sebo e, di conseguenza, all'acne.

Invecchiamento accelerato: Lo stress cronico può influire sulla struttura e sull'idratazione della pelle, provocando una perdita di elasticità e la comparsa di rughe.

Condizioni esacerbate: Lo stress può aggravare condizioni cutanee preesistenti come la psoriasi, l'eczema e la rosacea.

Ripercussioni immunitarie: lo stress indebolisce il sistema immunitario, il che può rendere la pelle più suscettibile alle infezioni e rallentare il processo di guarigione.

L'equilibrio perfetto: attività fisica contro lo stress

L'esercizio fisico è spesso considerato una terapia antistress. Non solo offre benefici estetici, ma svolge anche un ruolo cruciale nella regolazione della risposta del nostro corpo allo stress. Incorporando una regolare routine di esercizi, possiamo migliorare l'elasticità della pelle, aumentare la luminosità e, soprattutto, ridurre gli effetti dannosi dello stress sulla pelle.

L'armonia tra attività fisica regolare e gestione efficace dello stress può essere la chiave per mantenere una pelle sana e luminosa. Riconoscere questa simbiosi e agire di conseguenza può portare a una migliore salute della pelle e a un maggiore benessere generale.

Integrazione della dermatologia in un approccio olistico alla salute

L'approccio olistico alla salute pone l'accento sull'integrazione di corpo, mente e spirito, riconoscendo che tutti questi elementi sono interconnessi e influiscono sulla salute generale di una persona. La dermatologia, spesso vista come una specialità focalizzata esclusivamente sulle condizioni della pelle, si inserisce perfettamente in questo quadro olistico se considerata nella sua interezza.

Corpo: le manifestazioni visibili della salute interiore

Riflette la salute generale: condizioni come l'ingiallimento della pelle possono indicare problemi al fegato, mentre le eruzioni cutanee possono essere un segno di allergie alimentari. La pelle agisce spesso come barometro della salute interna dell'organismo.

Alimentazione e pelle: la dieta ha un impatto diretto sulla salute della pelle. Gli alimenti ricchi di antiossidanti, omega-3 e vitamine possono migliorare la chiarezza e l'elasticità della pelle.

Tossine ed escrezione: la pelle svolge un ruolo cruciale nell'escrezione delle tossine. I problemi cutanei ricorrenti possono segnalare uno squilibrio o un accumulo di tossine nell'organismo.

Spirito : L'impatto psicologico delle malattie della pelle

Autostima e immagine corporea: le condizioni della pelle, che si tratti di acne o psoriasi, possono avere un profondo impatto sull'autostima. L'approccio olistico riconosce questa interconnessione e cerca di trattare non solo la malattia, ma anche le sue conseguenze psicologiche.

- **Stress e pelle**: lo stress può scatenare o esacerbare i disturbi della pelle. L'assistenza olistica valuta lo stress come potenziale fattore contribuente e suggerisce come gestirlo.

Anima: connessione con se stessi e con l'ambiente

- **Pratiche di benessere**: tecniche come la meditazione, lo yoga o la respirazione profonda possono giovare alla pelle riducendo lo stress, migliorando la circolazione e promuovendo una migliore salute generale.

- **Connettersi con la natura**: l'uso di prodotti naturali, l'esposizione moderata al sole per la vitamina D e l'approfittare dei benefici della natura (come l'aria fresca) sono tutti elementi essenziali per una pelle sana.

- **Intuizione e ascolto del corpo**: l'approccio olistico ci incoraggia ad ascoltare il nostro corpo. Se qualcosa non sembra adatto alla nostra pelle, spesso è il corpo che segnala un problema più profondo.

La dermatologia, se integrata in una prospettiva olistica, offre una comprensione molto più profonda e sfumata della salute della pelle. Non si limita a trattare i sintomi visibili, ma cerca di comprendere e trattare l'intera persona, riconoscendo che la pelle è il riflesso esteriore del nostro equilibrio interiore.

Capitolo 24

ALLERGIE
E
TEST CUTANEI

Fondamenti test cutanei allergici

I test cutanei per le allergie sono procedure diagnostiche volte a identificare le sostanze a cui una persona può essere allergica. In dermatologia, questi test sono spesso utilizzati per diagnosticare le allergie che si manifestano con sintomi cutanei, come eczema, orticaria o dermatite da contatto.

1. Perché sottoporsi a un test allergico cutaneo?
I test cutanei allergici possono aiutare a :
   Determinare la causa di un'allergia.
   Prevenire le reazioni future identificando gli allergeni e consigliando ai pazienti come evitare l'esposizione.
   Per guidare il trattamento, come la somministrazione di immunoterapia (allergeni sotto forma di vaccini).

2. Tipi di test cutanei allergici:
   Prick test: una piccola quantità di allergene viene introdotta nella pelle con un ago sottile. Questo è il metodo più comune per testare le allergie alimentari, ambientali e ad alcuni farmaci.
   Patch test: i dischi impregnati di allergeni vengono applicati sulla pelle per 48 ore. Viene utilizzato principalmente per diagnosticare le allergie da contatto, come quelle causate da profumi, conservanti o metalli.
   Test intradermico: una piccola quantità di allergene viene iniettata sotto la superficie della pelle. Viene spesso utilizzato quando i prick test sono negativi, ma si sospetta ancora un'allergia.

3. Preparazione al test :
   Eviti di assumere antistaminici diversi giorni prima del test, perché possono falsare i risultati.
   Informi il dermatologo di tutti i farmaci che sta assumendo.

Eviti di applicare creme o lozioni sull'area del test.

4. Interpretazione dei risultati:
Dopo l'applicazione dell'allergene, la pelle viene osservata per rilevare eventuali reazioni. Un'elevazione della pelle, chiamata papula, circondata da rossore, indica generalmente una reazione positiva, cioè che la persona è allergica alla sostanza.

5. Vantaggi e limiti:
Vantaggi: questi test sono rapidi, generalmente poco costosi e possono confermare una sospetta allergia.
Limitazioni: Possono dare falsi positivi o falsi negativi. Alcuni fattori, come i farmaci o la dermatite attiva, possono influenzare i risultati.

6. Continuazione del test:
Una volta identificati gli allergeni, il dermatologo fornirà consigli su come evitare l'esposizione a queste sostanze. In alcuni casi, può essere consigliata l'immunoterapia.

I test cutanei allergologici sono uno strumento prezioso per i dermatologi per diagnosticare e trattare le allergie. Sebbene questi test non siano infallibili, se eseguiti correttamente possono fornire informazioni preziose per guidare la gestione del paziente.

Interpretazione e comunicazione risultati

Gli esami diagnostici in dermatologia, che si tratti di biopsie, test allergici o semplici esami della pelle, richiedono non solo un'interpretazione accurata, ma anche una comunicazione chiara ed empatica dei risultati ai pazienti. Questo processo è essenziale per garantire un'assistenza ottimale, ridurre al minimo l'ansia e promuovere la fiducia tra paziente e operatore sanitario.

1. L'importanza di un'interpretazione accurata:
   - **Base del trattamento**: un'interpretazione corretta è il primo passo verso un piano di trattamento appropriato.
   - **Evitare errori medici**: un'interpretazione errata può portare a trattamenti non necessari o, peggio ancora, a trascurare una condizione che richiede un'attenzione immediata.
2. Prepararsi alla comunicazione:
   - **Anticipare le domande**: È probabile che i pazienti abbiano molte domande. Prepararsi in anticipo significa poter fornire risposte chiare e complete.
   - **Scegliere il momento e il luogo giusto**: è essenziale avere una conversazione in un ambiente in cui il paziente si senta sicuro e a suo agio.
3. Comunicazione dei risultati:
   - **Sia diretto ma empatico**: è fondamentale essere onesti e trasparenti, pur mostrando empatia, soprattutto se la notizia è inaspettata o preoccupante.
   - **Utilizzare un linguaggio semplice**: sebbene l'uso di termini medici sia naturale per i professionisti, può essere fonte di confusione per i pazienti. È meglio semplificare il più possibile il gergo medico.
   - **Fornire un supporto visivo o scritto**: questo può aiutare i pazienti a comprendere meglio la diagnosi e il trattamento.
   - **Ascolto attivo**: è importante permettere ai pazienti di esprimere i loro sentimenti e le loro preoccupazioni e di fare domande.
4. Gestire le emozioni:
   - **Riconoscere l'ansia e la paura**: anche i risultati benigni possono essere fonte di ansia. È importante riconoscere le emozioni del paziente e rispondere con compassione.

Offrire ulteriore supporto: nei casi in cui la diagnosi è particolarmente preoccupante, può essere utile indirizzare il paziente a gruppi di sostegno o a terapeuti.

5. Follow-up dopo la comunicazione:

   Pianificare il passo successivo: che si tratti di un trattamento, di un altro esame o di un semplice follow-up, si assicuri che il paziente sappia cosa fare dopo.

   Promemoria e risorse: fornire ai pazienti risorse scritte o online, nonché promemoria per appuntamenti o esami futuri.

L'interpretazione e la comunicazione dei risultati è fondamentale quanto l'esecuzione degli esami stessi. Una buona comunicazione rafforza il rapporto tra il paziente e l'infermiere o il medico, garantendo una migliore assistenza e comprensione da parte del paziente.

Cura e monitoraggio pazienti allergici

L'allergia è una risposta esagerata del sistema immunitario a sostanze generalmente innocue, chiamate allergeni. Le manifestazioni possono variare da un semplice rash cutaneo a una reazione potenzialmente fatale come lo shock anafilattico. Per l'infermiere di dermatologia, la cura di questi pazienti richiede un'attenzione meticolosa, una formazione approfondita e un monitoraggio regolare.

1. Identificazione e diagnosi :

   Anamnesi dettagliata: comprendere i sintomi, la loro frequenza, la gravità e i potenziali fattori scatenanti.

   Test cutanei: eseguire o sottoporsi a test allergologici per identificare gli allergeni responsabili.

Lavorare con gli allergologi: nei casi complessi, è essenziale lavorare a stretto contatto con gli specialisti.

2. Educazione del paziente:

Evitare: Insegnare ai pazienti come evitare gli allergeni identificati, sia nel cibo che nell'ambiente o nei prodotti sanitari.

Riconoscere i sintomi: aiutare i pazienti a riconoscere i primi segni di una reazione allergica.

Piano d'azione di emergenza: redigere un piano chiaro e conciso per il paziente in caso di reazione grave, compreso l'uso di un autoiniettore di epinefrina, se necessario.

3. Trattamento e intervento :

Farmaci: Prescrivere o consigliare antistaminici, corticosteroidi topici o altri farmaci per trattare o prevenire i sintomi.

Terapie a lungo termine: per le allergie gravi o croniche, si possono prendere in considerazione trattamenti come l'immunoterapia.

Gestione delle emergenze: sapere come trattare una reazione anafilattica e quando indirizzare il paziente verso un'assistenza più specialistica.

4. Follow-up e aggiustamenti:

Valutazioni regolari: le allergie possono cambiare nel tempo. È fondamentale valutare regolarmente la situazione del paziente per assicurarsi che i trattamenti siano ancora appropriati.

Rivalutazione dei farmaci: Assicurarsi che il farmaco prescritto rimanga efficace e modificarlo, se necessario.

5. Supporto psicologico :

Vivere con le allergie: può essere stressante, soprattutto se le reazioni possono essere gravi. Offra supporto emotivo e si rivolga a gruppi di sostegno, se necessario.

6. Promuovere la consapevolezza:

> **Sensibilizzare l'opinione pubblica**: le allergie possono essere fraintese. Educare il pubblico, gli insegnanti e i datori di lavoro può contribuire a creare un ambiente più sicuro per le persone allergiche.

La gestione dei pazienti allergici è complessa e richiede una combinazione di competenza medica, educazione e supporto. Con un follow-up adeguato, tuttavia, questi pazienti possono vivere una vita piena e attiva, gestendo efficacemente i loro sintomi.

Capitolo 25

DERMATOLOGIA
E
SESSUALITÀ

MST e manifestazioni cutanee

Le infezioni sessualmente trasmesse (IST) sono infezioni causate da batteri, virus o parassiti, che si diffondono principalmente attraverso contatti sessuali non protetti. Sebbene la maggior parte di queste infezioni colpisca i genitali, molte possono anche causare sintomi visibili sulla pelle, sottolineando l'importanza della consapevolezza e della formazione dei professionisti della dermatologia.

1. Introduzione :
  - **Natura e origine delle IST**: dai batteri come la sifilide ai virus come l'herpes, le IST coprono un'ampia gamma di agenti patogeni.
  - **Vie di trasmissione**: sebbene il contatto sessuale sia la via principale, alcune MST possono essere trasmesse in altri modi, come la condivisione di aghi o il contatto pelle a pelle.

2. Le malattie sessualmente trasmissibili più comuni e le loro manifestazioni cutanee:
  - **Herpes genitale**: caratterizzato da vescicole dolorose sui genitali o intorno ad essi, che possono scoppiare, formando piaghe aperte.
  - **Sifilide**: questa malattia batterica progredisce in diverse fasi. La sifilide primaria si manifesta con un cancreo indolore, di solito sui genitali. La sifilide secondaria può portare a eruzioni cutanee, in particolare sui palmi delle mani e sulle piante dei piedi.
  - **HPV (Human Papillomavirus)**: alcuni tipi di HPV possono causare verruche genitali, mentre altri ceppi possono causare verruche su altre parti del corpo.
  - **Mollusco contagioso**: provoca papule carnose con una superficie liscia, spesso con una depressione centrale, che possono comparire ovunque sul corpo.

3. Complicazioni e coinfezioni:

HIV e manifestazioni cutanee : Le persone con HIV possono manifestare una serie di sintomi cutanei, dall'herpes zoster alle infezioni fungine, a causa della riduzione dell'immunità.

MST coesistenti: non è raro che una persona contragga diverse MST contemporaneamente, il che può complicare la diagnosi e il trattamento.

4. Diagnosi e gestione :

Test e biopsie : L'identificazione accurata dell'IST è fondamentale per un trattamento efficace.

Trattamenti topici e sistemici: a seconda dell'IST, i trattamenti possono variare da antivirali ad antibiotici.

5. Prevenzione ed educazione :

Protezione e pratiche sessuali sicure: l'uso del preservativo e la limitazione del numero di partner possono ridurre il rischio di trasmissione.

Vaccinazione: sono disponibili vaccini per alcune IST, come l'HPV.

Le IST non si limitano ai genitali e possono avere manifestazioni cutanee significative. Un approccio integrato, che combini prevenzione, diagnosi accurata e trattamento appropriato, è fondamentale per gestire queste infezioni e prevenirne la diffusione.

Educazione, prevenzione e consulenza

In dermatologia, come in altri campi medici, l'educazione del paziente e la prevenzione sono fondamentali quanto la diagnosi e il trattamento. Informando i pazienti sulla cura appropriata della pelle e offrendo loro consigli pertinenti, gli operatori sanitari possono svolgere un ruolo decisivo nel ridurre l'incidenza dei disturbi cutanei e nel migliorare la qualità di vita dei pazienti.

1. L'importanza della formazione in dermatologia:

   Prevenire è meglio che curare: una pelle sana inizia con le giuste abitudini quotidiane e la consapevolezza dei fattori che possono causare o aggravare le condizioni della pelle.

   Responsabilizzazione del paziente: Comprendendo la propria condizione e le misure che possono adottare per gestirla, i pazienti sono meglio equipaggiati per prendere decisioni informate sulla loro salute cutanea.

2. Educazione alla cura di base della pelle:

   Detersione: informare i pazienti sul modo appropriato di detergere la pelle, tenendo conto del loro tipo di pelle e dei loro problemi specifici.

   Idratazione: sottolineare l'importanza di un'idratazione regolare e scegliere prodotti adatti alle proprie esigenze.

   Protezione solare: educare le persone sull'importanza della protezione dai raggi UV, scegliendo la giusta protezione solare e applicandola regolarmente.

3. Consigli specifici per varie condizioni della pelle:

   Acne: consigli sui prodotti da evitare, l'importanza di non far scoppiare i brufoli e le abitudini alimentari che possono influenzare la condizione.

   Eczema e psoriasi: si concentri sull'importanza di idratare, evitare i fattori scatenanti e gestire lo stress.

   Invecchiamento della pelle: informazioni sugli effetti del sole, del fumo e della disidratazione sull'invecchiamento precoce della pelle.

4. Prevenzione delle malattie della pelle:

   Autoesame della pelle: istruire i pazienti su come esaminare regolarmente la loro pelle per individuare segni sospetti, come i cambiamenti nei nei.

   Protezione dalle infezioni: consigli sulle migliori pratiche per evitare le infezioni cutanee, come il lavaggio regolare delle mani e la pulizia delle ferite.

5. Gestione delle condizioni croniche:
   Educare i pazienti sulla natura cronica di alcune condizioni cutanee, aiutandoli a comprendere la necessità di un monitoraggio regolare e di adattare il trattamento in base alle necessità.

L'educazione e la prevenzione in dermatologia sono strumenti essenziali per garantire una pelle sana per tutta la vita. Lavorando a stretto contatto con i pazienti, gli operatori sanitari possono non solo trattare le condizioni cutanee esistenti, ma anche prevenirne di nuove e migliorare la qualità di vita complessiva dei pazienti.

Affrontare la sessualità
nelle consultazioni dermatologiche

Nel mondo della dermatologia, parlare di sessualità può sembrare irrilevante per alcuni, ma è una dimensione essenziale della cura olistica del paziente. Molte condizioni della pelle possono avere un impatto sulla vita intima del paziente o essere direttamente collegate alla sessualità, motivo per cui una comunicazione aperta e rispettosa è così importante.

1. Importanza della sessualità in dermatologia:
   Condizioni della pelle e autostima: le condizioni visibili della pelle possono influenzare la fiducia in se stessi e l'autostima, portando a difficoltà nelle relazioni intime.
   Infezioni sessualmente trasmesse (IST): diverse IST si manifestano con sintomi cutanei o mucosi.
   Effetti collaterali dei farmaci: alcuni trattamenti dermatologici possono influenzare la libido o la funzione sessuale.

2. Creare un ambiente confortevole:

   Riservatezza: assicurare al paziente che tutto ciò che viene discusso rimane riservato e rispettare gli standard di riservatezza medica.

   Non giudizio: Si avvicini al tema con neutralità, senza pregiudizi o opinioni personali.

3. Porre le domande giuste:

   Invece di chiedere direttamente della sessualità, può iniziare la conversazione con domande come: "La sua condizione influisce sulle sue relazioni personali o intime?

   Quando si sospetta un'IST, fare domande sulle pratiche sessuali recenti, sui partner e sulla protezione utilizzata.

4. Informare ed educare:

   Se il paziente ha un'IST, fornisca informazioni su come si trasmette, sulle precauzioni da prendere e sull'importanza di avvertire il partner.

   Educare i pazienti sui potenziali effetti collaterali sessuali dei farmaci prescritti.

5. Lavorare con altri specialisti:

   Se un paziente presenta problemi sessuali legati a una patologia dermatologica, consideri la possibilità di collaborare con un sessuologo, uno psicologo o altri specialisti competenti.

6. Rispettare i limiti:

   Se un paziente non si sente a suo agio nel parlare della propria sessualità, rispetti i suoi limiti e non insista.

La sessualità è un aspetto fondamentale dell'esperienza umana ed è intrinsecamente legata al nostro benessere fisico ed emotivo. Nel campo della dermatologia, trattare la sessualità con sensibilità e competenza è essenziale per un'assistenza completa ed efficace al paziente. Gli operatori sanitari devono essere attrezzati per discutere di questi temi in modo rispettoso, fornendo al contempo le informazioni e le risorse necessarie.

Capitolo 26

PATOLOGIE
UNGHIE
E
CAPELLI

Riconoscimento disturbi comuni

La pelle, il rivestimento esterno che avvolge il nostro corpo, è lo specchio che riflette molti processi interni. È anche la prima linea di difesa contro le aggressioni esterne. Di conseguenza, può presentare un'ampia gamma di sintomi, da lievi imperfezioni a condizioni gravi. Per l'infermiere di dermatologia, è fondamentale riconoscere queste condizioni in modo rapido e accurato.

1. Acne :
   Tipicamente associata alla pubertà, l'acne può persistere o comparire in età adulta. Caratterizzata dall'infiammazione dei follicoli piliferi, si manifesta con comedoni, pustole o noduli.
2. Eczema :
   L'eczema, o dermatite atopica, è un'infiammazione cronica della pelle che provoca arrossamento, prurito intenso e desquamazione. La sua causa è multifattoriale e combina fattori genetici, ambientali e immunitari.
3. Psoriasi :
   Questa condizione cronica si manifesta con chiazze rosse ricoperte da squame biancastre. Può colpire varie parti del corpo, tra cui il cuoio capelluto, le unghie e le articolazioni.
4. Herpes :
   Causato da un virus, l'herpes si manifesta con un'eruzione di piccole vesciche dolorose, spesso intorno alle labbra o sui genitali.
5. Verruche :
   Causate dai papillomavirus, le verruche sono escrescenze benigne che possono comparire ovunque sul corpo.

6. Orticaria :

L'orticaria è una reazione allergica cutanea pruriginosa, rossa e in rilievo, spesso scatenata da farmaci, alimenti o altre sostanze irritanti.

7. Infezioni fungine :

I funghi possono infettare la pelle, le unghie o il cuoio capelluto, causando prurito, arrossamento e talvolta lesioni che trasudano.

8. Melanoma :

Si tratta di un tumore della pelle aggressivo, che spesso si manifesta con un cambiamento delle dimensioni, della forma o del colore di un neo.

9. Rosacea :

Questa condizione cronica è caratterizzata da arrossamento del viso, talvolta accompagnato da piccoli vasi dilatati, pustole o noduli.

10. Couperose :

Si manifesta con un arrossamento dovuto alla dilatazione dei piccoli vasi del viso, in particolare sulle guance e sul naso.

Di fronte alla diversità delle condizioni della pelle, gli infermieri di dermatologia devono essere vigili e precisi nel riconoscimento. Una diagnosi rapida e corretta è essenziale per garantire un trattamento efficace e migliorare la qualità di vita dei pazienti.

Interventi e assistenza infermieristica specifica

Gli infermieri svolgono un ruolo fondamentale nel campo della dermatologia. Non si limitano ad assistere i medici, ma offrono un'assistenza completa, consigli, educazione e supporto ai pazienti. Scopriamo di più sugli interventi e le cure specifiche fornite da questi professionisti.

1. Valutazione della pelle :

    Innanzitutto, l'infermiere esegue un'attenta valutazione della pelle del paziente, annotando la presenza, la posizione, le dimensioni, la forma e il colore di eventuali anomalie o lesioni. Questa valutazione è essenziale per determinare la natura e la gravità della condizione.

2. Somministrazione di farmaci:

    Che si tratti di applicare prodotti topici, somministrare farmaci per via orale o iniettare trattamenti, gli infermieri devono farlo con precisione e in conformità alle istruzioni del medico.

3. Cura delle ferite :

    In caso di ferite, ulcere o ustioni, l'infermiere deve pulire, disinfettare e medicare l'area interessata, monitorando i segni di infezione o complicazioni.

4. Educazione del paziente:

    Un aspetto cruciale della gestione è insegnare ai pazienti come prendersi cura della propria pelle, come usare i farmaci prescritti e come riconoscere i segni di un peggioramento o di una complicazione.

5. Campioni diagnostici :

    L'infermiere può prelevare campioni di pelle, come biopsie o graffi, che vengono poi analizzati in laboratorio.

6. Fototerapia :

    Per i pazienti che necessitano di fototerapia, l'infermiere prepara il paziente, gestisce l'attrezzatura e garantisce la sicurezza durante il trattamento.

7. Gestione del dolore :

    Molte condizioni della pelle possono essere dolorose. L'infermiere valuta regolarmente il dolore del paziente e somministra gli analgesici appropriati.

8. Supporto psicologico :

    Le condizioni della pelle possono avere un impatto significativo sull'autostima e sul benessere emotivo del paziente. L'infermiera offre supporto, ascolta e, se necessario, indirizza i pazienti agli specialisti.

9. Follow-up post-intervento :
   Dopo un intervento chirurgico dermatologico o un'altra procedura, l'infermiere monitora il paziente, assicurandosi che la ferita stia guarendo correttamente e gestendo eventuali disagi o complicazioni.
10. Collaborazione interprofessionale :
   L'infermiere lavora a stretto contatto con il dermatologo, ma anche con altri professionisti della salute (farmacisti, nutrizionisti, psicologi) per garantire un'assistenza olistica al paziente.

Il ruolo dell'infermiere di dermatologia è vasto ed essenziale. Grazie alle loro capacità, competenze e compassione, forniscono un'assistenza completa e personalizzata, garantendo ai pazienti il miglior trattamento possibile.

Consigli pratici per i pazienti

Essendo l'organo più grande del corpo, la pelle richiede un'attenzione particolare per mantenere la sua salute e la sua luminosità. Una cura adeguata della pelle e la consapevolezza delle varie condizioni cutanee possono contribuire in modo significativo alla prevenzione e al trattamento rapido ed efficace. Ecco alcuni consigli pratici per i pazienti di dermatologia:

1. Adotti una routine quotidiana:
Deterga la pelle con un detergente delicato adatto al suo tipo di pelle. Idrati quotidianamente e utilizzi la protezione solare ogni giorno, anche nelle giornate nuvolose.
2. Tenga d'occhio i cambiamenti:
Controlli regolarmente la sua pelle per individuare eventuali cambiamenti o la comparsa di nuove lesioni. L'autoesame

regolare può aiutare a identificare precocemente i potenziali problemi.

3. Eviti una lunga esposizione al sole:

Si protegga dal sole, soprattutto tra le 10.00 e le 16.00, quando i raggi sono più forti. Indossi un cappello, occhiali da sole e indumenti protettivi. Riapplichi la protezione solare ogni due ore, e più frequentemente dopo aver nuotato o sudato.

4. Mangiare una dieta equilibrata:

Una dieta ricca di vitamine, minerali e antiossidanti contribuisce alla salute della pelle. Includa nella sua dieta frutta, verdura, noci e pesce.

5. Rimanga idratato:

Beva abbastanza acqua durante il giorno per mantenere la pelle idratata dall'interno.

6. Eviti di fumare:

Il fumo accelera l'invecchiamento della pelle, provoca le rughe e riduce la circolazione sanguigna, rendendo la pelle più pallida e meno sana.

7. Utilizzi i prodotti adatti:

Utilizzi solo prodotti dermatologicamente testati e adatti al suo tipo di pelle. Eviti i prodotti irritanti o allergenici.

8. In caso di dubbio, consulti :

Se nota cambiamenti insoliti, prurito persistente, eruzioni cutanee o altri problemi della pelle, consulti immediatamente un dermatologo.

9. Limitare l'uso dell'acqua calda:

Docce o bagni troppo caldi possono seccare la pelle. Scelga l'acqua tiepida e limiti la durata delle docce.

10. Eviti di grattarsi:

Se un'area della sua pelle è pruriginosa, eviti di grattarsi. Questo può aggravare la condizione e portare a un'infezione.

11. Si informi:

Si tenga aggiornato sulle ultime ricerche e raccomandazioni in materia di cura della pelle. Questo la aiuterà a prendere le decisioni migliori per la sua pelle.

12. Sia paziente:

Alcuni trattamenti cutanei richiedono tempo per mostrare i risultati. Sia paziente e segua le istruzioni del suo dermatologo.

Una gestione proattiva e ben informata della salute della sua pelle può prevenire molte condizioni cutanee e contribuire a una pelle sana e luminosa. Seguire questi consigli e consultare regolarmente un medico dermatologo può aiutarla a mantenere la salute e la bellezza della sua pelle per tutta la vita.

Capitolo 27

NUOVI TRATTAMENTI E TERAPIE

Esplorando i recenti progressi

La dermatologia, come altri campi medici, è in costante progresso grazie alla ricerca, alla tecnologia e alla migliore comprensione dei meccanismi biologici alla base dei disturbi della pelle. I recenti progressi hanno rivoluzionato il modo in cui gli operatori sanitari trattano le condizioni della pelle e offrono nuove speranze ai pazienti. Ecco una panoramica di alcuni dei notevoli progressi compiuti negli ultimi anni:

1. Terapie biologiche :
Questi farmaci, progettati per colpire parti specifiche del sistema immunitario, hanno trasformato il trattamento di condizioni come la psoriasi e l'eczema. Mirando a proteine specifiche che svolgono un ruolo nell'infiammazione, questi trattamenti possono offrire un rapido sollievo con meno effetti collaterali rispetto ai trattamenti tradizionali.

2. Laser e tecnologie basate sulla luce :
I laser di nuova generazione possono trattare una varietà di condizioni, dalle voglie e le rughe alla guarigione dei tatuaggi. I trattamenti sono sempre più precisi, riducendo i tempi di recupero e gli effetti collaterali.

3. Diagnosi genetica :
La capacità di sequenziare il DNA a un costo accessibile rende ora possibile identificare le predisposizioni genetiche a determinate condizioni della pelle, aprendo la strada a trattamenti più personalizzati.

4. Microbioma della pelle :
La ricerca sul ruolo dei batteri e di altri microbi che vivono sulla pelle ha rivelato la loro importanza per la salute della pelle. Questa comprensione ha portato allo sviluppo di prodotti e trattamenti mirati a bilanciare questi microrganismi.

5. Terapie mirate per il cancro della pelle:
Invece di affidarsi esclusivamente alla chirurgia, oggi esistono farmaci che mirano specificamente alle mutazioni

genetiche presenti in alcuni melanomi, offrendo ai pazienti un'altra linea di trattamento.

6. Applicazioni e telemedicina:
L'aumento delle applicazioni di monitoraggio della pelle significa che i pazienti possono monitorare le loro condizioni cutanee e comunicare con i loro dermatologi a distanza, il che è particolarmente utile nelle aree remote o per i pazienti con mobilità ridotta.

7. Tecnologia di editing genico :
Sebbene siano ancora in fase sperimentale per molte applicazioni dermatologiche, tecniche come la CRISPR offrono un incredibile potenziale per il trattamento di malattie genetiche della pelle alla fonte.

8. Nanotecnologia :
L'uso di nanoparticelle per somministrare farmaci direttamente alle cellule bersaglio della pelle significa che i trattamenti possono essere somministrati in modo più efficace, con effetti collaterali potenzialmente minori.

9. Terapia con cellule staminali :
La ricerca attuale sta esplorando il modo in cui le cellule staminali possono essere utilizzate per trattare le condizioni della pelle, dalla guarigione delle ferite alla ricrescita dei capelli.

Con il progresso della tecnologia e della scienza, la dermatologia continuerà ad evolversi, offrendo soluzioni più efficaci, meno invasive e più personalizzate per i pazienti di tutto il mondo. Questi progressi, combinati con una migliore educazione e consapevolezza, garantiscono una migliore qualità di vita per le persone che soffrono di patologie cutanee.

Terapie geniche e mirate

Il rapido sviluppo della biologia molecolare e della genomica ha dato vita a una nuova era di terapie in medicina, e la dermatologia non fa eccezione. Le terapie genetiche e mirate offrono un'immensa speranza per molti pazienti che soffrono di disturbi della pelle, in particolare quelli di origine genetica o legati a specifiche anomalie molecolari.

1. Terapia genica :
La terapia genica mira a introdurre o correggere sequenze genetiche nelle cellule di un paziente per trattare una malattia. In dermatologia, le applicazioni potenziali sono vaste:

Epidermolisi bollosa: una malattia genetica in cui la pelle è estremamente fragile e può subire lesioni o vesciche al minimo attrito. Sono in corso studi clinici per utilizzare la terapia genica per correggere le mutazioni responsabili.

Malattie genetiche dei capelli: mutazioni specifiche possono causare la perdita di capelli o anomalie dei capelli. Mirando a queste mutazioni, è possibile ottenere la ricrescita dei capelli o migliorarne la qualità.

2. Terapie mirate:
A differenza della terapia genica, che mira direttamente al DNA o all'RNA del paziente, le terapie mirate agiscono su proteine specifiche o su percorsi metabolici coinvolti nella malattia.

Melanoma: in alcuni melanomi possono essere presenti mutazioni specifiche, come la mutazione BRAF. Gli inibitori BRAF sono stati sviluppati per colpire in modo specifico questi tumori, offrendo una risposta migliore nei pazienti con questa mutazione.

Psoriasi: i farmaci biologici, come gli inibitori dell'anti-TNF o dell'IL-17, mirano a citochine specifiche coinvolte nell'infiammazione della psoriasi, consentendo la remissione della malattia in molti pazienti.

Eczema (dermatite atopica): I farmaci come il dupilumab agiscono inibendo i percorsi IL-4 e IL-13, due citochine chiave nell'infiammazione dell'eczema.

Tumori cutanei non melanoma: gli inibitori di specifiche vie di segnalazione possono colpire i carcinomi basocellulari avanzati o localmente avanzati, offrendo un'alternativa o un complemento alla chirurgia.

Il futuro della dermatologia appare luminoso grazie a questi progressi. L'integrazione della biologia molecolare, della genomica e degli approcci personalizzati trasformerà il modo in cui i dermatologi trattano i loro pazienti. Tuttavia, questi trattamenti richiedono un'attenzione particolare in termini di monitoraggio degli effetti collaterali, costi e accessibilità per tutti i pazienti.

Il futuro della biotecnologia in dermatologia

L'era moderna della medicina ha visto un crescente interesse per la biotecnologia, con un potenziale rivoluzionario in molti campi, tra cui la dermatologia. Questi progressi, che combinano biologia, chimica, genetica e tecnologia, offrono nuove prospettive per la comprensione, la diagnosi e il trattamento delle malattie della pelle. Ecco un assaggio di ciò che il futuro potrebbe riservare alla dermatologia grazie alla biotecnologia:

Terapia cellulare: oltre alla terapia genica, la capacità di coltivare, modificare e reintrodurre le cellule nell'organismo apre nuove vie di trattamento. Per esempio, i cheratinociti o altre cellule della pelle potrebbero essere coltivati in laboratorio, modificati per correggere un'anomalia genetica e poi innestati in un paziente.

Stampa 3D del tessuto cutaneo: L'uso della stampa 3D per creare innesti di pelle personalizzati potrebbe rivoluzionare il trattamento di ustioni, ferite croniche e altre condizioni della pelle che richiedono la riparazione dei tessuti.

Nanotecnologia: l'uso di nanoparticelle per somministrare farmaci direttamente alle cellule bersaglio può migliorare l'efficacia dei trattamenti e ridurre gli effetti collaterali. Immagini creme o lozioni contenenti nanoparticelle progettate per colpire con precisione le cellule infiammatorie in condizioni come la psoriasi o l'eczema.

Biosensori cutanei: i dispositivi integrati nella pelle stessa potrebbero monitorare continuamente parametri come l'idratazione, il pH o la presenza di batteri patogeni, consentendo un intervento precoce prima della comparsa dei sintomi.

Terapie personalizzate: comprendendo il profilo genetico e molecolare di ogni paziente, i dermatologi potrebbero prescrivere trattamenti specificamente adattati all'individuo, aumentando così le probabilità di successo.

Microbioma cutaneo: un numero crescente di ricerche si sta concentrando sul ruolo del microbioma cutaneo, cioè di tutti i microrganismi presenti sulla nostra pelle, nella salute e nella malattia. La biotecnologia potrebbe aiutare a modulare questo microbioma per trattare o prevenire determinate condizioni.

Realtà aumentata e intelligenza artificiale: queste tecnologie potrebbero aiutare i dermatologi a diagnosticare i disturbi della pelle, sovrapponendo immagini, informazioni e analisi in tempo reale durante le visite dei pazienti.

Il futuro della dermatologia, con il contributo della biotecnologia, è incredibilmente eccitante. Tuttavia, come per ogni innovazione, sarà essenziale garantire che questi progressi siano sicuri, etici e accessibili a tutti i pazienti. Sarà inoltre necessaria una formazione continua degli operatori sanitari, per garantire che rimangano all'avanguardia di questi sviluppi e possano offrire la migliore assistenza possibile ai loro pazienti.

Capitolo 28

IGIENE OSPEDALIERA E PREVENZIONE DELLE INFEZIONI

Importanza della sterilizzazione e disinfezione in dermatologia

La pelle è la nostra prima linea di difesa contro le aggressioni esterne, in particolare gli agenti infettivi. Quando la sua integrità è compromessa o quando viene sottoposta a interventi medici, il rischio di infezione può aumentare. La dermatologia, in quanto specialità incentrata sulla pelle, comporta spesso procedure invasive, dalle biopsie alla chirurgia, ai trattamenti laser o alle iniezioni. In questo contesto, la sterilizzazione e la disinfezione sono fondamentali per garantire la sicurezza dei pazienti e degli operatori sanitari.

- **Prevenzione delle infezioni:** qualsiasi procedura che perfora o compromette la barriera cutanea può introdurre microrganismi nell'organismo. Una corretta disinfezione e sterilizzazione degli strumenti riduce il rischio di infezioni post-procedurali, come cellulite, ascessi o infezioni più gravi che possono diffondersi nell'organismo.

- **Conformità agli standard professionali:** una buona pratica medica include l'adesione a protocolli rigorosi per garantire la pulizia e la sterilità. La mancata osservanza di questi standard può avere conseguenze legali ed etiche per il medico.

- **Fiducia del paziente:** I pazienti devono avere fiducia nella sicurezza delle procedure dermatologiche. Un'igiene impeccabile e protocolli di sterilizzazione visibili rafforzano questa fiducia.

- **Longevità delle apparecchiature:** Oltre a prevenire le infezioni, una corretta disinfezione e sterilizzazione può allungare la vita degli strumenti e delle apparecchiature, prevenendo la corrosione e altri danni.

- **Protezione del personale medico:** anche gli operatori sanitari sono a rischio quando trattano i pazienti. La sterilizzazione e la disinfezione proteggono il personale dalla potenziale contaminazione da parte di agenti infettivi.

Prevenire la resistenza agli antibiotici: riducendo il rischio di infezioni, limitiamo l'uso di antibiotici, il che aiuta a combattere lo sviluppo di batteri resistenti, un problema di salute pubblica globale.

Diversità di agenti patogeni: la pelle può ospitare una varietà di microrganismi, alcuni dei quali sono resistenti ai comuni disinfettanti. Un'adeguata sterilizzazione e disinfezione sono essenziali per eliminare un'ampia gamma di agenti patogeni.

La sterilizzazione e la disinfezione in dermatologia sono molto più che semplici fasi procedurali. Sono una parte fondamentale della pratica medica, che garantisce la sicurezza, la fiducia e il benessere dei pazienti e dei professionisti. In una specialità in cui l'integrità della barriera cutanea è spesso messa alla prova, queste precauzioni sono assolutamente essenziali.

Gestione del rischio e prevenzione delle infezioni nosocomiali

La gestione del rischio e la prevenzione delle infezioni nosocomiali sono preoccupazioni fondamentali per le strutture sanitarie. Queste infezioni, acquisite durante una degenza in ospedale o in un altro istituto sanitario, possono avere gravi conseguenze per i pazienti e generare costi significativi per il sistema sanitario. L'adozione di un approccio proattivo alla prevenzione è essenziale per garantire la sicurezza dei pazienti.

Comprendere le fonti di infezione: Le infezioni nosocomiali possono essere causate da una varietà di agenti patogeni, che vanno dai batteri resistenti agli antibiotici ai virus. Questi microrganismi possono essere trasmessi per contatto diretto, dalle mani del personale sanitario, attraverso l'aria o le superfici contaminate.

Igiene delle mani: questa è la misura più efficace per prevenire la trasmissione di infezioni. Il personale deve essere formato e incoraggiato a lavarsi le mani regolarmente e correttamente, utilizzando acqua e sapone o soluzioni idroalcoliche.

Protocolli di pulizia: è essenziale una pulizia regolare e accurata dei locali, in particolare delle aree ad alto rischio come le sale operatorie. Le superfici, gli strumenti e le attrezzature devono essere disinfettati utilizzando agenti appropriati.

Isolamento dei pazienti: I pazienti portatori o sospetti portatori di microrganismi contagiosi devono essere isolati per evitare la diffusione dell'infezione.

Formazione del personale: il personale sanitario deve ricevere una formazione regolare sulle buone prassi, sui protocolli di prevenzione delle infezioni e sulla gestione delle epidemie.

Vaccinazione: garantire che il personale e i pazienti (ove appropriato) siano vaccinati contro malattie come l'influenza può ridurre il rischio di diffusione delle infezioni.

Sorveglianza e audit: l'istituzione di un sistema di sorveglianza delle infezioni nosocomiali consente di individuare rapidamente i focolai e di intervenire. Gli audit regolari aiutano a valutare l'efficacia delle misure preventive messe in atto.

Gestione dei dispositivi medici: i dispositivi invasivi, come cateteri o respiratori, devono essere maneggiati con cura e sterilizzati o sostituiti regolarmente per ridurre il rischio di infezione.

Comunicazione: informare i pazienti sui rischi di infezione, sui sintomi a cui prestare attenzione e sulle precauzioni da prendere può aiutarli a svolgere un ruolo attivo nella prevenzione.

Risposta alle epidemie: Avere un piano di risposta alle epidemie significa poter agire rapidamente per contenere la diffusione e curare le persone colpite.

Valutazione del rischio: identificare le aree ad alto rischio, le popolazioni vulnerabili e le procedure che possono provocare infezioni è essenziale per indirizzare gli sforzi di prevenzione.

La prevenzione delle infezioni nosocomiali richiede un approccio globale, che integra la formazione, il monitoraggio, l'igiene e l'attuazione di protocolli rigorosi. Tutti i soggetti coinvolti nel sistema sanitario, dai medici ai pazienti, hanno un ruolo da svolgere per garantire un ambiente sicuro e ridurre al minimo il rischio di infezione.

Il ruolo dell'infermiere nell'implementazione dei protocolli di igiene

Gli infermieri svolgono un ruolo centrale nella prevenzione delle infezioni e nel garantire la sicurezza dei pazienti negli ospedali. La loro formazione e la loro posizione in prima linea nell'assistenza li rendono protagonisti dell'igiene. L'implementazione dei protocolli igienici è quindi essenziale per la loro pratica quotidiana. Ecco un approfondimento su questo ruolo cruciale:

Promuovere l'igiene delle mani: gli infermieri sono dei modelli per il resto dell'équipe medica, i pazienti e i visitatori. Si assicurano di lavarsi le mani con regolarità e meticolosità, sensibilizzando chi li circonda su questa pratica fondamentale.

Uso dei dispositivi di protezione personale (DPI): gli infermieri sanno quando e come utilizzare correttamente i DPI, come guanti, maschere, camici e occhiali protettivi. Inoltre, si assicurano che questi dispositivi siano accessibili e utilizzati dagli altri membri del team di cura.

Formazione e istruzione: gli infermieri svolgono un ruolo attivo nella formazione continua sull'igiene ospedaliera, tenendosi aggiornati sulle ultime raccomandazioni. Possono anche essere responsabili della formazione del nuovo personale sui protocolli igienici stabiliti.

Monitoraggio e sorveglianza: in quanto anello centrale del percorso del paziente, gli infermieri osservano, segnalano e gestiscono qualsiasi incidente o rischio di infezione. Spesso partecipano agli audit sull'igiene e contribuiscono alla raccolta di dati sulle infezioni nosocomiali.

Gestione dei rifiuti: Gli infermieri sono responsabili dello smaltimento sicuro dei rifiuti, in particolare di quelli medici potenzialmente infettivi, seguendo rigorose procedure di selezione e smaltimento.

Disinfezione e sterilizzazione: gli infermieri si assicurano che le attrezzature utilizzate siano adeguatamente pulite, disinfettate o sterilizzate, come richiesto. Possono anche essere responsabili del controllo regolare dell'efficacia delle autoclavi e di altre apparecchiature di sterilizzazione.

Prevenire le infezioni associate ai dispositivi medici: l'infermiere si assicura che i cateteri siano inseriti in modo asettico e che siano mantenuti e rimossi in condizioni igieniche ottimali.

Sensibilizzazione e comunicazione: informa i pazienti e le loro famiglie sull'importanza dell'igiene, fornisce loro consigli personalizzati e risponde alle loro domande, riducendo così il rischio di trasmissione.

Collaborazione: gli infermieri lavorano a stretto contatto con i team di igiene dell'ospedale, aiutando a redigere, rivedere e applicare i protocolli di igiene.

Rispondere alle epidemie: in caso di epidemia infettiva, gli infermieri sono spesso in prima linea nell'identificazione dei casi, nell'attuazione di misure di barriera e nella gestione della crisi.

Advocacy: gli infermieri possono svolgere un ruolo di advocacy all'interno dell'istituto per l'assegnazione di risorse sufficienti alla prevenzione delle infezioni, sottolineando l'importanza cruciale dell'igiene per la sicurezza del paziente.

Gli infermieri sono molto più che semplici esecutori di protocolli igienici. Svolgono un ruolo importante nella loro attuazione, diffusione e conformità. Il loro impegno quotidiano garantisce non solo il benessere dei pazienti, ma anche la qualità dell'assistenza fornita all'interno della struttura.

Capitolo 29

DERMATOLOGIA ED ESTETICA

L'evoluzione dell'estetica medica

Nel corso del tempo, l'estetica medica è stata costantemente trasformata, adattata e perfezionata per soddisfare le mutevoli aspirazioni di bellezza della società, incorporando al contempo i progressi tecnologici e medici. Ecco una panoramica di questa entusiasmante evoluzione:

Origini e sviluppo storico: sebbene le preoccupazioni estetiche esistano fin dall'antichità, la medicina estetica come disciplina è decollata davvero nel XX secolo. Procedure come la rinoplastica e la ricostruzione del seno sono emerse all'indomani delle due guerre mondiali, soprattutto per trattare le ferite dei soldati.

Anni '80 e '90: con la comparsa della liposuzione negli anni '80, la chirurgia estetica divenne sempre più popolare. Negli anni '90, l'avvento del Botox ha rivoluzionato i trattamenti non invasivi, offrendo un'alternativa alla chirurgia per le rughe.

Tecnologia e innovazione: il 21° secolo ha visto l'avvento di tecnologie come il laser, la radiofrequenza, gli ultrasuoni focalizzati ad alta intensità (HIFU) e la criolipolisi. Queste tecniche hanno reso possibile il trattamento di vari problemi estetici senza ricorrere alla chirurgia.

Integrazione di un approccio globale: al di là del trattamento di aree specifiche, l'approccio è diventato più olistico, cercando di migliorare l'aspetto complessivo del paziente, non solo una caratteristica isolata.

Naturalezza e prevenzione: mentre un tempo l'estetica medica cercava di ottenere risultati spettacolari, la tendenza attuale è quella di cercare risultati naturali, preferendo la 'prevenzione' alla 'correzione'.

Diversità e individualizzazione: il riconoscimento della diversità degli standard di bellezza e la necessità di approcci individualizzati hanno portato a protocolli di trattamento che si adattano meglio a ciascun paziente, tenendo conto delle sue specifiche caratteristiche etniche, culturali e individuali.

Maggiore accessibilità: con la democratizzazione delle procedure estetiche, una percentuale maggiore della popolazione vi ha accesso. Le "procedure in pausa pranzo", trattamenti rapidi eseguiti durante la pausa pranzo, sono diventate popolari.

Regolamentazione ed etica: data la rapida crescita del settore, la regolamentazione è stata intensificata per garantire la sicurezza dei pazienti e mantenere elevati standard professionali.

Tendenza alla non invasività: le procedure non invasive, che non richiedono un intervento chirurgico, hanno guadagnato popolarità grazie ai tempi di recupero più brevi e ai rischi ridotti.

Il futuro: Con il proseguire della ricerca, l'estetica medica potrebbe incorporare progressi come la medicina rigenerativa, i trattamenti genici e la personalizzazione dei trattamenti grazie all'intelligenza artificiale.

L'estetica medica ha fatto molta strada dai suoi inizi. Pur rimanendo fedele alla sua missione fondamentale di migliorare l'aspetto e la fiducia in se stessi, si è adattata alle nuove tecnologie, alle mutevoli aspirazioni della società e agli imperativi etici, garantendo sempre la sicurezza e il benessere dei pazienti.

Implicazioni etiche estetica in dermatologia

L'estetica in dermatologia, come altre aree della medicina estetica, è caratterizzata da una serie di preoccupazioni etiche. Queste implicazioni etiche derivano dall'interazione tra il desiderio di migliorare l'aspetto fisico, le aspettative dei pazienti, le responsabilità professionali dei medici e i limiti dell'intervento medico.

Standard di bellezza della società: i media e la cultura popolare spesso impongono standard di bellezza severi, influenzando la percezione di 'bellezza' delle persone. Gli operatori devono aderire a questi standard quando forniscono cure estetiche, o devono adottare un approccio più neutrale e incentrato sul paziente?

Consenso informato: è fondamentale che i pazienti comprendano appieno i rischi, i benefici, le alternative e i costi delle procedure estetiche. Ciò richiede una comunicazione trasparente e onesta da parte dei dermatologi.

Commercializzazione e conflitti di interesse: dato che molte procedure estetiche sono pagate direttamente dai pazienti (senza copertura assicurativa), c'è il rischio che le decisioni cliniche siano influenzate da considerazioni finanziarie piuttosto che dai migliori interessi del paziente.

Aspettative realistiche: Alcuni pazienti possono avere aspettative irrealistiche sui risultati delle procedure estetiche. È responsabilità del dermatologo gestire queste aspettative ed evitare di eseguire procedure che potrebbero non essere utili o addirittura dannose per il paziente.

Accesso ed equità: poiché la maggior parte delle procedure cosmetiche sono costose, ciò solleva preoccupazioni sull'equità dell'accesso alle cure, potenzialmente rafforzando le disuguaglianze socio-economiche.

Sicurezza e competenza: con la rapida crescita della domanda di trattamenti estetici, molti professionisti senza formazione specialistica sono in grado di offrire i loro servizi. Questo solleva questioni etiche sulla competenza e sulla qualità delle cure fornite.

Trattamento dei minori: le procedure estetiche devono essere autorizzate per i minori? Se sì, in quali circostanze e con quali precauzioni?

Pressioni psicologiche: alcuni pazienti possono cercare soluzioni estetiche per problemi che in realtà sono psicologici o emotivi. Identificare e affrontare questi problemi di fondo è fondamentale.

Rispetto dell'autonomia del paziente: In che misura si devono onorare i desideri estetici del paziente, in particolare quando sembrano contrari agli standard medici o alla prudenza clinica?

Innovazioni tecnologiche: le nuove tecniche e tecnologie emergono costantemente. La loro adozione precoce, prima che la loro efficacia e sicurezza siano state pienamente stabilite, pone dei dilemmi etici.

La dermatologia estetica, pur offrendo notevoli benefici in termini di fiducia e benessere, richiede un'attenta riflessione etica. I dermatologi devono bilanciare i desideri dei pazienti con gli standard professionali, navigando tra le complessità della medicina moderna.

Il ruolo dell'infermiere nelle procedure estetiche

Il ruolo dell'infermiere nelle procedure estetiche si è sviluppato notevolmente negli ultimi anni. Con la rapida crescita del settore della medicina estetica, gli infermieri svolgono un ruolo essenziale nel garantire un'assistenza di qualità, sicura e incentrata sul paziente. Ecco una panoramica del ruolo dell'infermiere in questo contesto:

Valutazione iniziale: l'infermiera valuta il paziente prima di qualsiasi procedura estetica. Questo include la raccolta dell'anamnesi, la valutazione dei farmaci e delle allergie attuali e la comprensione delle motivazioni e delle aspettative del paziente in merito alla procedura pianificata.

Educazione del paziente: L'infermiere fornisce informazioni dettagliate sulla procedura, i suoi benefici, i rischi potenziali, l'assistenza post-procedura e i risultati attesi. Questa educazione assicura che il paziente dia un consenso informato.

Preparazione del paziente: Prima della procedura, l'infermiere può essere responsabile della preparazione del paziente, che può includere la pulizia dell'area da trattare, l'applicazione di anestetici topici e il controllo delle attrezzature necessarie.

Assistenza durante l'intervento: l'infermiere spesso assiste il dermatologo o il chirurgo estetico durante l'intervento, fornendo gli strumenti necessari, monitorando il paziente e assicurandosi che tutto vada bene.

Assistenza post-procedurale: dopo la procedura, l'infermiera fornisce istruzioni sulla cura a casa, monitora il paziente per eventuali effetti avversi e si assicura che il paziente si senta bene prima di lasciare la clinica.

Follow-up: l'infermiere può essere responsabile del follow-up post-procedura, verificando la guarigione, assicurandosi che il paziente sia soddisfatto dei risultati e affrontando eventuali complicazioni o preoccupazioni.

Competenze tecniche: in alcune giurisdizioni e sotto la supervisione di un medico, gli infermieri possono eseguire alcune procedure estetiche, come le iniezioni di Botox o di filler dermici.

Gestione delle complicazioni : Gli infermieri sono spesso il primo punto di contatto per i pazienti che hanno problemi dopo una procedura. Devono essere addestrati a riconoscere le complicazioni e a sapere quando è il caso di rivolgersi al medico.

Formazione continua: il campo della medicina estetica si evolve rapidamente, con nuove tecniche, prodotti e tecnologie. Gli infermieri devono tenersi aggiornati su questi sviluppi e partecipare regolarmente alla formazione continua.

Aspetti etici: come già detto, la medicina estetica ha molte implicazioni etiche. Gli infermieri devono muoversi con sensibilità, mettendo sempre al primo posto le esigenze e i desideri del paziente, pur mantenendo una pratica basata sull'evidenza.

Gli infermieri svolgono un ruolo versatile ed essenziale nel campo della medicina estetica. Dalla valutazione iniziale al follow-up, assicurano che i pazienti ricevano un'assistenza completa, sicura e di alta qualità.

Capitolo 30

SVILUPPO DELLA CARRIERA IN DERMATOLOGIA

Opportunità di specializzazione

In dermatologia, come in molte discipline mediche, esiste una serie di opportunità di specializzazione per gli infermieri. Queste specializzazioni consentono ai professionisti di acquisire un'esperienza approfondita in aree specifiche della dermatologia, garantendo un'assistenza di alta qualità e adeguata alle esigenze specifiche dei pazienti. Ecco alcune opportunità di specializzazione per gli infermieri di dermatologia:

- **Dermatologia pediatrica:** specializzata nelle condizioni della pelle di neonati, bambini e adolescenti. Copre condizioni come eczema, nevi, disturbi genetici e altro ancora.
- **Oncologia cutanea: si** concentra sulla prevenzione, l'individuazione, il trattamento e la cura dei pazienti con tumori della pelle come il melanoma, il carcinoma basocellulare e il carcinoma squamoso.
- **Dermatologia chirurgica: si** concentra su tecniche e procedure chirurgiche come l'escissione di tumori, la chirurgia Mohs e altre procedure correttive o cosmetiche.
- **Dermatologia cosmetica: si** concentra sulle procedure estetiche non invasive come le iniezioni di Botox, i filler, la terapia laser e altri trattamenti anti-età.
- **Dermatologia infettiva:** specializzata in disturbi della pelle causati da batteri, virus, funghi o parassiti.
- **Immunodermatologia: si** concentra sulle malattie della pelle legate al sistema immunitario, come il lupus, la psoriasi e il pemfigo.
- **Fotodermatologia: si** concentra sulle malattie della pelle legate all'esposizione al sole e ai trattamenti che utilizzano la luce, come la fototerapia.

Dermatologia dei capelli e del cuoio capelluto: specializzata in condizioni come l'alopecia, le infezioni del cuoio capelluto e altri disturbi legati ai capelli.

Cura delle ferite: si concentra sulla gestione e sul trattamento delle ferite croniche, come le ulcere venose o diabetiche e le ustioni.

Dermatologia genetica: specializzata in disturbi cutanei ereditari e genetici.

Psico-dermatologia: si concentra sul legame tra la mente e la pelle, trattando condizioni come il prurito psicogeno, la tricotillomania e altre condizioni in cui i fattori psicologici giocano un ruolo chiave.

Dermatologia della pelle etnica: Focus sulle particolarità e sulle condizioni della pelle più comuni in alcune popolazioni etniche.

La formazione richiesta per queste specializzazioni può variare a seconda della regione o del Paese. Può includere una combinazione di formazione clinica, corsi teorici e formazione continua. La specializzazione non solo migliora la qualità dell'assistenza, ma offre anche opportunità di carriera e di leadership gratificanti per gli infermieri.

Formazione continua e aggiornamento delle competenze

La medicina è in costante evoluzione e i professionisti della salute devono impegnarsi in una formazione continua per tenersi al passo con gli ultimi progressi, tecniche e linee guida cliniche. Nel campo della dermatologia, questo requisito è altrettanto imperativo. Ecco come la formazione continua e l'aggiornamento delle competenze possono essere affrontati da un professionista della dermatologia, in particolare da un infermiere specializzato:

- **Corsi e workshop:** molti istituti, università e associazioni professionali offrono corsi, workshop e seminari su argomenti specifici, consentendo agli infermieri di familiarizzare con le ultime tecniche e tendenze.
- **Conferenze e congressi: La** partecipazione a conferenze nazionali o internazionali le consente di accedere a ricerche e presentazioni all'avanguardia da parte di esperti del settore, oltre all'opportunità di fare rete con altri professionisti.
- **Certificazioni aggiuntive:** alcune specialità o tecniche possono richiedere certificazioni aggiuntive. Ottenere queste certificazioni non solo aumenta la competenza, ma può anche aprire la porta a nuove opportunità professionali.
- **Pubblicazioni e riviste professionali:** abbonarsi e leggere regolarmente le riviste specializzate in dermatologia la aiuta a tenersi aggiornato sulle ultime ricerche e sui progressi del settore.
- **Formazione online:** con l'avvento della tecnologia digitale, molti corsi e formazioni sono ora disponibili online, offrendo flessibilità ai discenti.
- **Simulazioni e formazione pratica:** per le tecniche invasive o le nuove procedure, le simulazioni su manichino o la formazione in realtà virtuale possono offrire un modo privo di rischi per esercitarsi e acquisire competenze.
- **Gruppi di discussione e forum:** partecipare a forum o gruppi di discussione online le permette di scambiare esperienze, sfide e soluzioni con altri professionisti dello stesso settore.
- **Adesione ad associazioni professionali:** l'adesione ad associazioni professionali può fornire l'accesso a risorse specifiche per la dermatologia, alla formazione e ad aggiornamenti regolari.
- **Feedback e supervisione:** lavorare sotto la supervisione di un membro senior del personale o

ricevere un feedback regolare aiuta a migliorare continuamente.

Coinvolgimento nella ricerca: la partecipazione a studi clinici, a revisioni sistematiche o anche la conduzione di una propria ricerca possono contribuire notevolmente alle sue conoscenze e competenze.

La formazione continua è fondamentale per qualsiasi professionista sanitario. Per gli infermieri di dermatologia, non solo garantisce un'assistenza ottimale al paziente, ma rafforza anche la loro credibilità professionale, assicura una progressione di carriera e soddisfa i requisiti etici e deontologici della professione.

Il futuro della dermatologia: nuovi progressi e tecnologie

La dermatologia, come molti altri campi medici, è in costante evoluzione. I progressi tecnologici, la ricerca biomedica e le scoperte scientifiche stanno tutti convergendo per plasmare il futuro di questa specialità. Diamo uno sguardo fluido alle promettenti prospettive per il futuro della dermatologia:

Al centro della rivoluzione medica moderna, la dermatologia sta subendo un profondo cambiamento. Le tecnologie digitali, le scoperte molecolari e le nuove modalità terapeutiche stanno trasformando il modo in cui i professionisti diagnosticano, trattano e monitorano le malattie della pelle.

La telemedicina, che ha già iniziato a prendere piede, diventerà ancora più importante. Le consultazioni virtuali diventeranno comuni, facilitando l'accesso alle cure per coloro che vivono in aree remote o con mobilità ridotta. Grazie ad algoritmi avanzati e all'apprendimento automatico, gli strumenti **di intelligenza artificiale** assisteranno i dermatologi nella diagnosi delle lesioni cutanee, offrendo una precisione spesso superiore a quella del solo occhio umano.

Sul fronte terapeutico, l'esplosione delle **terapie biologiche** sta colpendo malattie come la psoriasi e l'eczema a livello molecolare, offrendo trattamenti personalizzati basati sulla genetica del paziente. Questi trattamenti, meno invasivi e più mirati, riducono gli effetti collaterali e migliorano l'efficacia.

La nanotecnologia sta facendo breccia anche nel campo della dermatologia. Immaginiamo delle nanoparticelle progettate per fornire farmaci direttamente a una cellula o a un gruppo di cellule malate, massimizzando l'effetto terapeutico e riducendo al minimo i danni ai tessuti sani.

La biotecnologia si sta estendendo alla rigenerazione della pelle. I laboratori stanno già coltivando la pelle in laboratorio per i pazienti con gravi ustioni o lesioni cutanee. In futuro, questa tecnologia potrebbe addirittura consentire di creare una pelle personalizzata per i pazienti, con caratteristiche specifiche.

I wearables, o tecnologie indossabili, come i cerotti intelligenti, monitoreranno la salute della pelle in tempo reale, avvisando gli utenti e i medici di eventuali cambiamenti sospetti. Questo potrebbe rivelarsi particolarmente utile per i pazienti ad alto rischio di melanoma o di altri tumori della pelle.
Anche la dermatologia cosmetica non è ferma. Vengono sviluppati laser sempre più precisi, filler biodegradabili e trattamenti anti-età innovativi, che promettono risultati naturali e duraturi.

Tuttavia, questi progressi, per quanto promettenti, comportano una serie di sfide etiche, normative e formative. Ma una cosa è certa: il futuro della dermatologia appare luminoso, con la speranza di soluzioni sempre più efficaci, personalizzate e meno invasive per i pazienti.

Capitolo 31

CONCLUSIONE E RISORSE AGGIUNTIVE

Risorse per ulteriori approfondimenti la sua conoscenza

Se desidera saperne di più sulla dermatologia, ecco un elenco di risorse rilevanti, che vanno da libri di riferimento e riviste specializzate a piattaforme online e associazioni professionali:

1. Opere di riferimento :
   - "Fitzpatrick's Dermatology in General Medicine" - un'opera classica spesso citata come la "bibbia" della dermatologia.
   - "Dermatology: 2-Volume Set" di Jean L. Bolognia, Julie V. Schaffer e Lorenzo Cerroni - un'altra opera di riferimento molto rispettata.
2. Riviste specializzate:
   - *Journal of the American Academy of Dermatology (JAAD)* - una pubblicazione leader per le ultime ricerche in dermatologia.
   - *British Journal of Dermatology* - una rivista rinomata che offre ricerche di alta qualità.
   - *Dermatologic Clinics* - si concentra su revisioni attuali della letteratura e aggiornamenti su argomenti specifici.
3. Risorse online :
   - **DermNet NZ** - una risorsa online completa che offre immagini, descrizioni e trattamenti per una moltitudine di condizioni della pelle.
   - **Medscape Dermatology** - offre articoli, casi di studio e notizie relative alla dermatologia.
4. Associazioni e organizzazioni:
   - **American Academy of Dermatology (AAD)** - offre un'ampia gamma di risorse per i professionisti, dalle notizie sul settore alla formazione continua.
   - Accademia Europea di Dermatologia e Venereologia (EADV) - un'organizzazione di dermatologi in Europa.

International League of Dermatological Societies (ILDS) - si concentra sulla collaborazione internazionale in dermatologia.

5. Conferenze e corsi:

Eventi come il *Congresso Mondiale di Dermatologia* e le riunioni annuali dell'AAD offrono eccellenti opportunità per la formazione continua, il networking e l'apprendimento degli ultimi progressi nel settore.

6. Piattaforme educative online:

Coursera e **edX** - offrono corsi di dermatologia, tenuti da rinomate università.

Derm101 - una piattaforma dedicata alla formazione in dermatologia.

7. Forum e gruppi di discussione:

I forum come *DermTalk* consentono ai professionisti della dermatologia di discutere, porre domande e condividere informazioni.

Queste risorse sono un buon punto di partenza, ma è essenziale continuare a cercare informazioni aggiornate e frequentare regolarmente corsi di formazione continua per tenersi al passo con gli ultimi progressi della dermatologia.

Per ampliare le sue conoscenze in campo dermatologico sono necessarie risorse affidabili e aggiornate. Per i francofoni, ecco un elenco di risorse rilevanti:

1. Opere di riferimento :

"Dermatologia e infezioni sessualmente trasmissibili" di Jean-Claude Beani e Bernard Guillot - una guida completa per gli operatori sanitari.

"Précis de dermatologie" di Henri Adamski e Arnaud Bourdin - un libro rivolto agli studenti di medicina, ma utile anche per i professionisti.

2. Riviste specializzate:
   - *Annales de Dermatologie et de Vénéréologie* - una pubblicazione leader nel mondo francofono per le ultime ricerche in dermatologia.
   - *Revue Française de Dermatologie* - offre articoli scientifici, casi clinici e notizie dal settore.
3. Risorse online :
   - **Dermato-Info** - il sito web della Société Française de Dermatologie (SFD) per il grande pubblico, ricco di informazioni utili.
   - **Fondation Dermatite Atopique** - una piattaforma informativa sulla dermatite atopica.
4. Associazioni e organizzazioni:
   - **Société Française de Dermatologie (SFD)** - offre un'ampia gamma di risorse per i professionisti, dalle notizie sul settore alla formazione continua.
   - **Association Française d'Étude des Allergies (A.F.E.A)** - si concentra sulle allergie cutanee e sul loro trattamento.
5. Conferenze e corsi:
   - La *Journée Dermatologique de Paris* e le *Journées Dermatologiques de Nice* sono eventi imperdibili per i dermatologi di lingua francese.
6. Piattaforme educative online:
   - **Université Médicale Virtuelle Francophone (UMVF)** - offre corsi gratuiti di dermatologia.
   - **Medflixs - una** piattaforma di formazione medica continua basata su video per gli operatori sanitari.
7. Forum e gruppi di discussione:
   - I forum specialistici, come quelli gestiti dall'*SFD* o da altre associazioni professionali, offrono ai professionisti un forum per discutere casi clinici o questioni specifiche.
8. Centri di formazione :
   - Molte università e scuole in Francia offrono corsi di formazione, diplomi universitari (DU) e diplomi interuniversitari (DIU) in dermatologia. Ad esempio,

l'Università Sorbonne di Parigi, l'Università Claude Bernard di Lione e molte altre in tutta la Francia.

È sempre essenziale controllare regolarmente le fonti di informazione, soprattutto in un campo così dinamico come la dermatologia, dove emergono costantemente nuove scoperte e tecniche.

Reti e associazioni professionali

Le reti e le associazioni professionali svolgono un ruolo cruciale nella formazione, nell'informazione, nel networking e nella difesa degli interessi dei professionisti della dermatologia. Per i francofoni, ecco un elenco delle principali reti e associazioni nel campo della dermatologia:

- **Société Française de Dermatologie (SFD)**: è la principale organizzazione che rappresenta i dermatologi in Francia. Organizza conferenze e corsi di formazione continua e pubblica linee guida cliniche.
- **Gruppo Laser della Società Francese di Dermatologia**: questo gruppo riunisce i dermatologi interessati all'uso del laser in dermatologia. Offre corsi di formazione, scambi sulle migliori pratiche e ricerche sulle nuove tecnologie.
- **Association Française de Dermatologie Pédiatrique (AFDP)**: questa associazione riunisce i dermatologi specializzati nei disturbi della pelle dei bambini.
- **Società dermatologica francofona dell'Africa subsahariana (SODEFRASS)**: Un'associazione che ha lo scopo di promuovere la dermatologia nei Paesi francofoni dell'Africa subsahariana.
- **Réseau de Dermatologie Esthétique et Correctrice (RDEC)**: si concentra sull'aspetto estetico della dermatologia, fornendo una piattaforma per lo

233

scambio di informazioni sulle ultime tecniche e innovazioni.

- **Syndicat National des Dermatologues-Vénéréologues (SNDV)**: difende gli interessi professionali dei dermatologi in Francia, affrontando questioni come la regolamentazione, i prezzi e le relazioni con altri attori del settore sanitario.

- **EADV (Accademia Europea di Dermatologia e Venereologia)**: sebbene non sia strettamente francofona, questa accademia europea è importante per i dermatologi francesi e belgi che desiderano collegarsi a una rete più ampia in Europa.

- **Federazione Internazionale delle Società Dermatologiche (IFD)**: questa organizzazione mondiale incoraggia la collaborazione tra le società dermatologiche dei diversi Paesi.

- **Forum des Dermatos Francophones (FDF)**: Una piattaforma online che consente ai dermatologi francofoni di discutere di vari argomenti, condividere casi clinici e tenersi aggiornati sulle ultime novità del settore.

- **Gruppi di ricerca**: ci sono diversi gruppi di ricerca che si concentrano su sottospecialità o problemi specifici, come il Gruppo di Ricerca sulla Psoriasi SFD o il Gruppo di Ricerca sulla Dermatologia Infettiva.

Si raccomanda ai dermatologi e ai professionisti del settore di aderire o diventare membri di almeno una di queste organizzazioni per tenersi aggiornati, ampliare la propria rete professionale e contribuire al progresso della dermatologia francofona.

Sviluppo personale
e professionista in dermatologia

La realizzazione personale e professionale è un obiettivo che molti professionisti della sanità, compresi i dermatologi, cercano di raggiungere. In dermatologia, questo senso di realizzazione deriva da una combinazione di fattori intrinseci ed estrinseci.

1. Impatto diretto sui pazienti:

La dermatologia offre l'opportunità di migliorare la qualità di vita dei pazienti. Per molti, le condizioni della pelle possono avere un profondo impatto emotivo, che va dal semplice imbarazzo ai problemi di autostima o addirittura alla depressione. Aiutando a trattare queste condizioni, il dermatologo può fare una significativa differenza positiva nella vita dei pazienti.

2. Diversità dei casi:

La dermatologia è un campo molto vasto, con una varietà di condizioni che vanno da disturbi comuni come l'acne o l'eczema a casi più complessi come le malattie autoimmuni o i tumori della pelle. Questa diversità può essere stimolante e offre un'opportunità di apprendimento e crescita costante.

3. Equilibrio vita-lavoro :

A differenza di altre specialità mediche, la dermatologia può spesso offrire un migliore equilibrio tra lavoro e vita privata. Le emergenze pericolose per la vita sono più rare, e ciò consente ai dermatologi di lavorare con orari più prevedibili.

4. Opportunità di specializzazione:

Dalla chirurgia dermatologica alla dermatologia estetica, dalla pedodermatologia alla dermatoallergologia, ci sono molte sottospecialità che permettono ai dermatologi di seguire le loro passioni e interessi particolari.

5. Innovazione continua:

Con i progressi della tecnologia e della ricerca, la dermatologia è in costante evoluzione. Questo offre interessanti opportunità di rimanere all'avanguardia della medicina e di adottare nuove tecniche e trattamenti.

6. Interazioni multidisciplinari :

Poiché la pelle è un riflesso della salute interna, i dermatologi spesso collaborano con altri specialisti, il che arricchisce la loro esperienza professionale.

7. Opportunità accademiche e di ricerca:

Per coloro che sono inclini, ci sono molte opportunità nel mondo accademico per insegnare, condurre ricerche e contribuire alla letteratura medica.

8. Riconoscimento professionale :

Essere un esperto in un campo medico specifico offre un riconoscimento professionale, sia tra i colleghi, sia all'interno della comunità o a livello internazionale attraverso conferenze o pubblicazioni.

Tuttavia, come ogni professione, anche la dermatologia ha le sue sfide. La gestione delle aspettative dei pazienti, la pressione di stare al passo con i rapidi progressi e la gestione degli aspetti amministrativi e imprenditoriali di uno studio possono essere stressanti. Tuttavia, con il supporto, la formazione continua e una prospettiva equilibrata, la dermatologia può essere una carriera estremamente gratificante e appagante.

www.ingramcontent.com/pod-product-compliance
Lightning Source LLC
Chambersburg PA
CBHW071034290526
45795CB00004B/1199